働くひとのためのメンタルヘルスと漢方

仕事が重荷になると、体のどこかの変調を自覚する人は珍しくありません。そうした症状の中では、肩こり、頭痛はよく知られています。動悸、胸痛、腹部不快感、腹痛などは内臓疾患を考えさせますが、明らかな病気がない場合にはストレスの関与が疑われます。漢方医学では、ストレスによる症状が身体のどこにでてくるかによって、薬が変わります。

目次

はじめに

本書は、勤労者を対象として執筆したものです。

内容は、建設業労働災害防止協会発行「建設の安全」誌の健康管理コーナーに二〇〇二年から二〇一五年にかけて年2回掲載された28編と、労働調査会発行「労働安全衛生広報」二〇〇九年九月号から二〇一〇年八月号にかけて毎月掲載された12編の中からメンタルヘルス関係の8編の内容を元にして、竹本夕紀氏にイラストを依頼して、編集し直しました。

令和の時代においても充分お読みいただける内容ではないかと思い、出版することとしました。

漢方薬は現在ほぼ全ての診療科で用いられています。勤労者医療における漢方医学の役割は今後ますます高まっていくことを確信しています。

関係各位のご協力に心より感謝申し上げます。

令和元年五月一日

のどに現れる症状

鼻・のどに異常がなくて、タバコも吸わない方が、しょっちゅうのどを気に病んでいたら、
それは梅核気かもしれません。

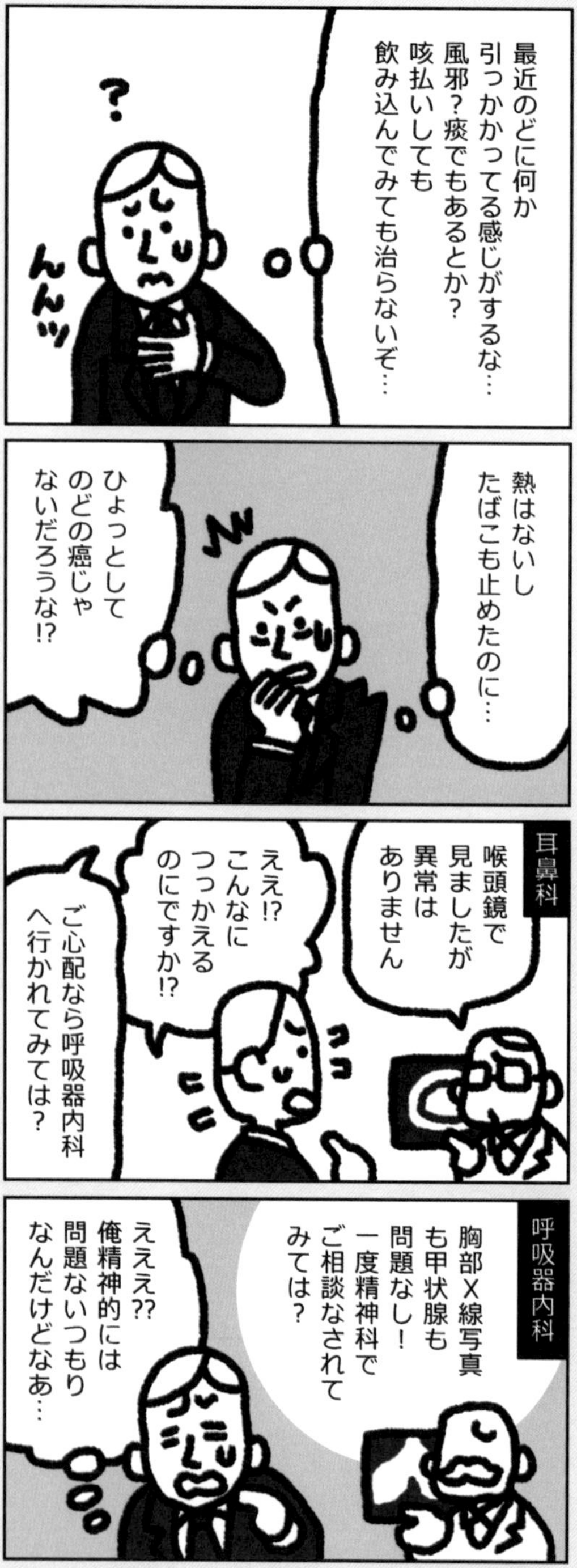
最近のどに何か
引っかかってる感じがするな…
風邪？痰でもあるとか？
咳払いしても
飲み込んでみても治らないぞ…
？
んんッ
熱はないし
たばこも止めたのに…
ひょっとして
のどの癌じゃ
ないだろうな!?
耳鼻科
喉頭鏡で
見ましたが
異常は
ありません
ええ!?
こんなに
つっかえる
のにですか!?
ご心配なら呼吸器内科
へ行かれてみては？
呼吸器内科
胸部X線写真
も甲状腺も
問題なし！
一度精神科で
ご相談なされて
みては？
ええぇ??
俺精神的には
問題ないつもり
なんだけどなあ…

梅核気《ばいかくき》（咽中炙臠《いんちゅうしゃれん》・ヒステリー球）

右図のような症状を漢方医学では「梅核気《ばいかくき》」と呼びます。つまり、のどの気の流れが滞って、梅の種がのどにつまったように感じる症状です。あるいは「咽中炙臠《いんちゅうしゃれん》」とも言います。これはのどに炙った肉片があるということで梅核気と同じ意味です。

精神科の古い教科書には、「ヒステリー球」として、ヒステリーの一症状として記載されています。ヒステリーでなくても、ストレスに弱い人にはよくみられる症状なのですが、一般的にはあまり知られていません。

本稿でいう咽喉違和感はヒステリーよりもより広い病態概念を指しています。

この違和感が急に起こってくる場合にはときに緊急を要する病気もありますから、医師にご相談いただきたいのですが、ここでは慢性の場合についてお話しいたします。

原因は？

漢方外来にはストレスに弱い方が多数来院されます。初診時には二五〇項目に亘る問診表を記録していただいておりますが、その問診表から調べますと、この症状は、軽度な例も含めれば、全受診者の4人に1人は自覚しているようです。残念ながら、今回診てくれた耳鼻科と呼吸器内科の医師はこの症状のことをご存知なかったようです。

一番多い原因はいわゆるストレスです。咽喉違和感を持っている方の大部分が仕事あるいは家庭で何らかのストレスを抱えています。咽喉違和感をきたす心の病には、うつ病、ノイローゼ（神経症）、不安障害など、いろいろあり得ます。漢方医学では、この咽喉違和感は、スムースに流れるべき気が何らかの原因で咽喉に停滞する、気うつという病態で出現すると考えています。この症状に対する治療薬として、半夏厚朴湯《はんげこうぼくとう》があります。気うつは全身をスムースに巡るべき気《き》がうっ滞している漢方医学的病態です。ちなみに、うつ病は西洋医学の病でして、気分の抑うつと気力の低下を特徴として、異なった病態概念とお考えください。気うつにはいろいろなタイプがあり、いつも半夏厚朴湯が効くとは限りません。

筆者は8年前より当院のホームページでこの薬を紹介してまいりました。そのためか最近は、この薬が効かなかったので来たという方が増えてきました。半夏厚朴湯が効かなかった患者さんには、上半身の緊張が強く、人から指摘されても、肩から力を抜くことができない方が少なくありません。リラックスできない方の咽喉違和感の治療は苦労しますが、原因をできるだけ明確にすることが重要です。

半夏厚朴湯《はんげこうぼくとう》

この薬は生姜《しょうきょう》、半夏《はんげ》、茯苓《ぶくりょう》、紫蘇葉《しそよう》、厚朴《こうぼく》の五味より構成されています。生姜は食卓でお馴染みの「しょうが」です。

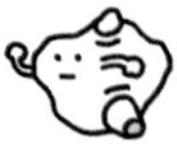

【生姜】

解熱作用、魚の臭みをとる作用など多くの薬効を持っていますが、ここでは胃の運動を盛んにして吐き気を抑えてくれます。また風邪の薬として汗をかかせる作用もあります。

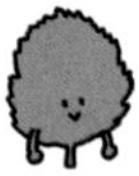

【紫蘇葉】

刺身などに添えられるお馴染みの食材ですが、これは抗菌作用、抗寄生虫作用があるからのようです。生姜と同様の作用があり、風邪薬としても知られていて、鎮咳、去痰作用もあります。ここでは気を巡らせ、気分を鎮める役割を担っています。

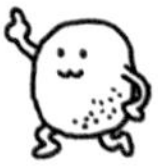

【半夏】

カラスビシャクの塊茎で、消化管に作用し、嘔吐を抑える薬です。

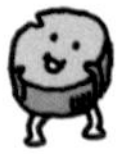

【茯苓】

サルノコシカケ科マツホドの菌核で水の流れを調整します。マツホドを探す伝統的な手法を紹介しますと、古い松の切り株などの、根近くの地面を先端のとがった金属棒で突いて探すのです。突いた時の手応えでマツホドがあるかどうかを探知できるのだそうです。茯苓突きと呼ばれますが、熟練した技が必要と聞いています。

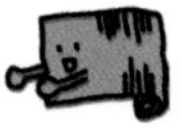

【厚朴】

モクレン科朴の木《ほうのき》の樹皮です。主成分はマグノロールで、鎮痛、鎮静作用があります。ちなみに朴の木の葉は大きくて調理の際に火に強いことより、朴葉《ほうば》味噌、朴葉寿司に用いられています。

気分を静める作用は、厚朴と茯苓にありますが、ごく軽いものです。それが組み合わせの妙で、この五味が一緒になると、のどの不快感をとる強力な作用がでてくるのです。眠くなるといった副作用を呈することは決してありません。正常の人が服用しても何の作用もありませんが、のどの違和感に悩む人には劇的に効くものです。このような方はこのお薬を試してみてはいかがでしょうか。

筆者の経験では、この薬で咽喉違和感を治せる確率はだいたい3分の1ぐらいです。有効性が低いとお思いでしょうか？ほとんど食材のような生薬から構成された、作用の穏やかな薬です。眠くなるなどの副作用がなくて、これだけ有効な薬は現代医薬には全く見当たりません。咽喉違和感にお悩みの方は、医療機関を受診する前にお試しいただいてよろしいのではないでしょうか。

一般に、漢方薬は自覚症状がはっきりしている場合には、比較的速く効果がわかるものです。特にこの半夏厚朴湯は2週間で効果を発揮いたします。それで症状が変わらなければ、処方が合っていないか、詳しい検査を要するかのいずれかですので、徒らに同じ漢方薬を飲み続けないで、医師の診察を受けることをお勧めいたします。

漢方薬には病院で医師により処方される医療用と薬局の店頭で購入できる一般用の2種類があります。一般用は安全を考慮して、医療用に比較して濃度がうすい場合が多いのですが、軽症例であれば結構効くものです。お近くに適当な漢方医が見つからない場合には、薬局で相談されてもいいかと思います。

半夏厚朴湯　まとめ

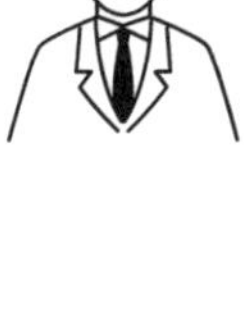

効く症状はのどだけではありません。ひどい肩こりの人、原因不明の胸痛をくりかえす人、嘔吐を伴うめまい発作をくりかえす人でも、もしのどに違和感のある方であれば、そうした症状が改善する可能性があります。

のどに違和感のない方でも、身体の症状がなかなか改善しない場合には気うつが関係しているかもしれません。このお薬を検討してみてください。

case. 02 老人ホームに入居中の女性（70歳）

70歳の女性で、老人ホームに入居しつつ、月に1～2週は娘宅に滞在する生活を送っている方です。一昨年よりうつ病と診断されて、内科にて抗うつ薬、狭心症の薬を処方されています。最近、心配ごとが重なると胸が痛むということで来院されました。

症状をよく聞きますと、平生からのどに痰がからみ夜間よく目をさますそうです。また口が粘つくと言います。これはきっと梅核気に違いないと考えまして、半夏厚朴湯を処方いたしました。

2週後、口の粘つきが軽くなりました。しかし、痰が胸につまるのは相変わらずで、夜間数回、目をさますそうです。服薬を続けて様子をみることにしました。

4週後、胸の痰が減り、夜もよく眠れるようになりました。夜間尿も一晩に3回から1回に減りました。口の粘つきのみならず、口唇のかさつきまで改善いたしました。漢方薬はゆっくり効いてくるものというイメージが一般的ですが、からだに合っていれば、このように比較的速かに症状の改善が得られます。

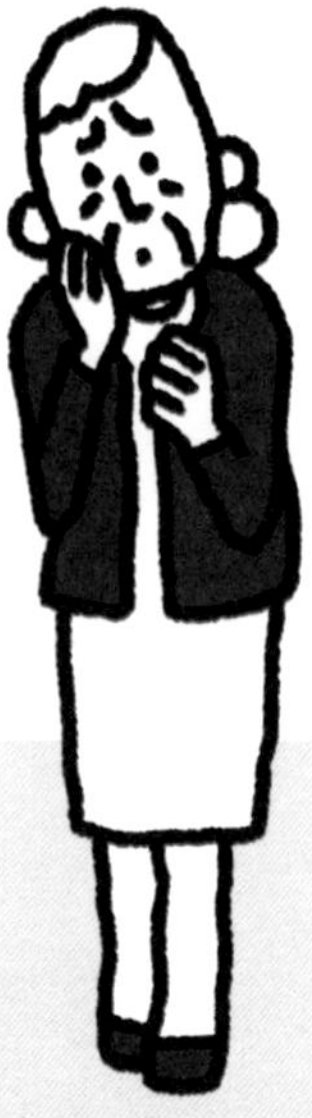

case. 01 管理職の男性（55 歳）

55 歳の男性で管理職の方でした。3 ヵ月前から元気がなくなって、心療内科で抗うつ薬を処方されて回復してきましたが、のどの違和感だけが残るため当センターを受診されました。

会社ではいろいろストレスがあったのでしょうが、それについては何も聞かず、この薬を処方したところ、2 ヵ月ほどかかって次第に改善いたしました。抗うつ薬とはまた違った効き方をするようです。

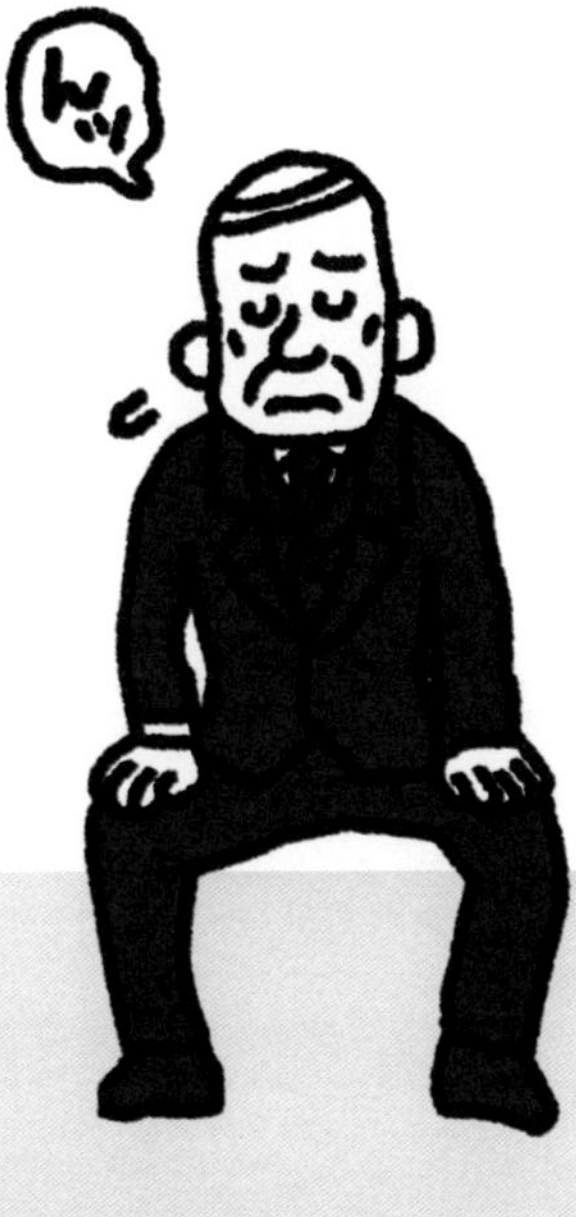

case. 04 ぜんそくの患者さん

ぜんそくの患者さんは、発作がまたおきるので はないかという不安をもっている方が多くみられます。ぜんそく発作というものは誠に苦しいもので、くりかえしていくうちに次第に発作がなくてものどに不安感を覚えていく傾向があります。患者さんによってはその不安感だけでぜんそく発作を誘発してしまいます。

半夏厚朴湯はそういうタイプの発作を予防し、かつ抑えてくれます。これに相当する薬は西洋薬には見当たりません。

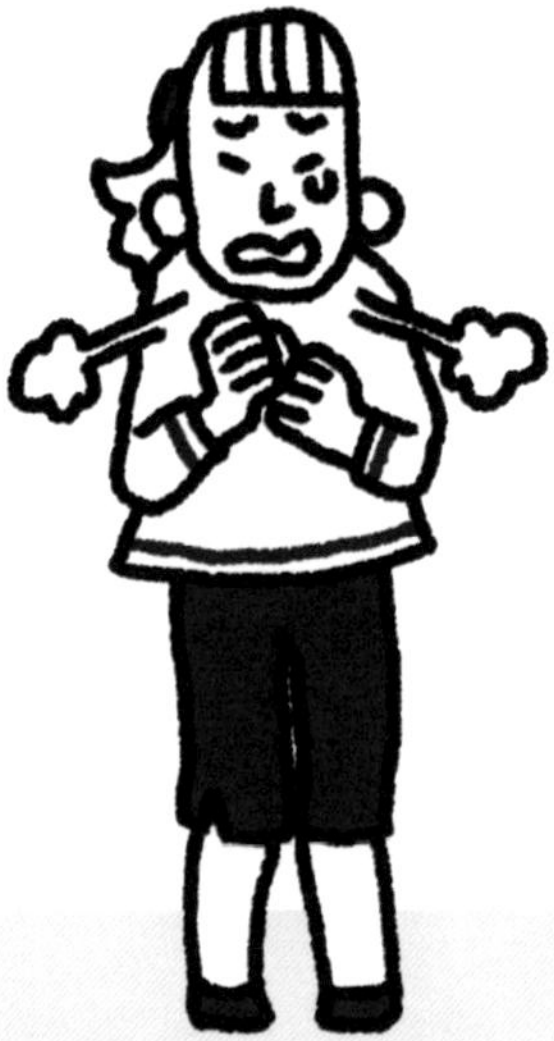

case. 03 のどの違和感以外の症状もあった女性（40 歳）

40 歳の女性の方です。30 歳頃より動悸しやすく、体がふわふわしていて、雲の上を歩いてるようになります。不安が強く、車の運転をしていても交差点で対向車とぶつかるんじゃないかと怖くなってしまいます。体格は小柄で中肉です。

他の症状を尋ねると、体がだるい、寝起きが悪い、頭が重い、耳鳴りがするなどたくさん出てきました。首、肩の強いこりとともに、咽喉の違和感も自覚していたことが分かりました。

そこで、この違和感を目標に半夏厚朴湯のエキス剤２包を外来でお湯に溶いて試服してみました。わずか 30 分で肩こりは半減しました。継続して服用したところ、４週後には肩、胸のはりが楽になり、違和感も軽減してきました。

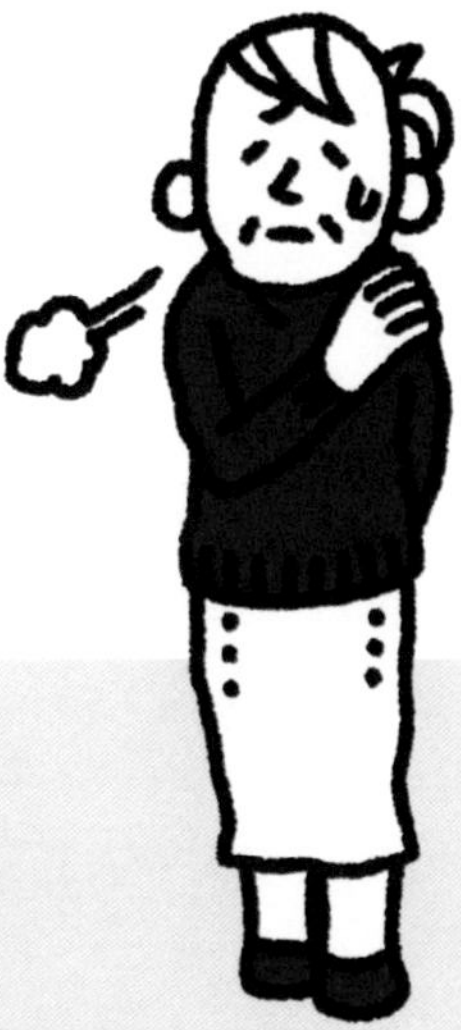

ケースに応じて精神科医との協力も

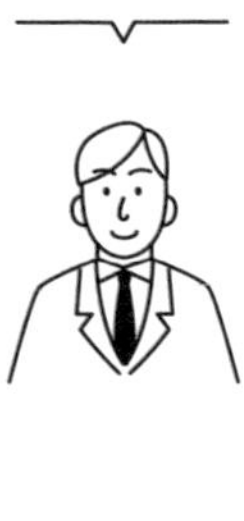

うつ病などの心の病があるときは、向精神薬の調整など精神科医の協力が必要な場合があります。

内科疾患によることもあります。喘息素因のある方には半夏厚朴湯に小柴胡湯《しょうさいことう》を合わせた柴朴湯《さいぼくとう》をよく用います。最近多いのは胃食道逆流症です。胃液が食道に逆流してくることで咽喉が刺激されて起こると言われています。半夏厚朴湯には嘔気を抑える作用があるので、この機序に対しても一定程度は有用です。しかし胃液逆流が顕著で、食道下部の粘膜に炎症をきたしているような場合には、プロトンポンプ・インヒビターなどの胃酸を強力に抑える薬が有効です。消化器内科医院にて胃内視鏡検査を受けてください。

また逆に、こうした強力な西洋薬を服用していてもむねやけなどがとれない場合に、半夏厚朴湯や他の漢方薬が効くことがあります。東西両医薬は、効くポイントが微妙に異なっているようです。

指導をうけてリラックスする

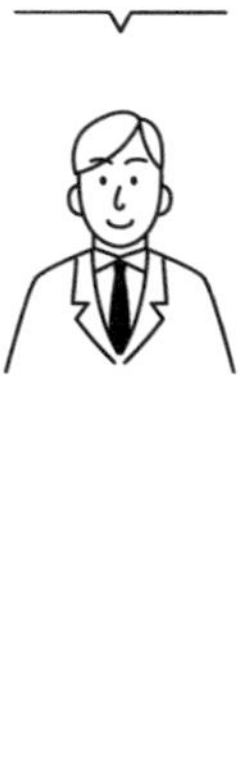

気うつなどを、「気のもちようで治るのか」と単純にお考えにならないでください。というのは、ストレスの原因が明らかな場合の大半は解決が意外に難しいのです。

一日中パソコンに向かって仕事をしている人の、肩こりが直らないのは当然です。薬で若干良くなっても、その分だけ仕事をしてしまえば元の木阿弥です。さらに職場内の「嫌な奴」が原因の場合は、解決はさらに厄介です。信頼できる上司、同僚に―例え前の職場の人であっても―一度は相談してみるべきでしょう。一人で抱えていても、たいていは解決しません。

緊張緩和のために、自律訓練法、鍼灸、マッサージ、スポーツ、ヨガなどは助けになるようです。これらに共通していることはリラックスすることとそのための呼吸を重視している点です。息をゆっくりと吐くに合わせて、首や肩から力を抜くことができるでしょうか。息を吸うときは背中をまっすぐにして、腹式呼吸でしてください。うまくできない方には、適切な指導者あるいは治療者が欲しいところです。

咽喉違和感は、ストレスの強さを注意する黄色信号のひとつなのかもしれません。この症状がなかなかとれない方は、仕事中でも時々は意識して肩から力を抜いてみる時間を、工夫してつくってみてください。

初出「建設の安全」11, 2002.「労働安全衛生広報」11, 2009.

うつ病

平成14年度厚生労働省科学研究による疲労調査では、うつ病の有病率は人口の1～2％、生涯有病率は3～7％とされています。しかし、日本の一般医の48％はうつ病を見逃しているとする報告があります。

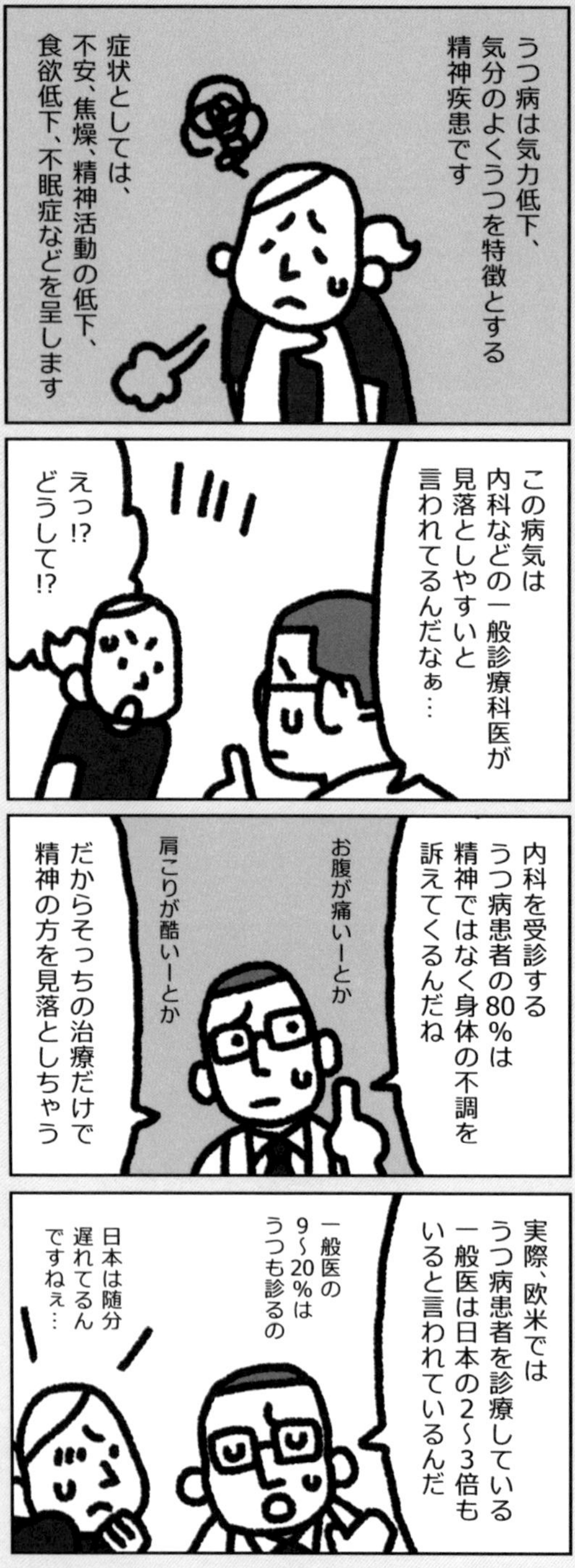
うつ病は気力低下、
気分のよくうつを特徴とする
精神疾患です
症状としては、
不安、焦燥、精神活動の低下、
食欲低下、不眠症などを呈します
この病気は
内科などの一般診療科医が
見落としやすいと
言われてるんだなぁ…
えっ!?
どうして!?
内科を受診する
うつ病患者の80％は
精神ではなく身体の不調を
訴えてくるんだね
お腹が痛いーとか
肩こりが酷いーとか
だからそっちの治療だけで
精神の方を見落としちゃう
実際、欧米では
うつ病患者を診療している
一般医は日本の2～3倍も
いると言われているんだ
一般医の
9～20％は
うつも診るの
日本は随分
遅れてるん
ですねぇ…

うつ病

この病気は「心の風邪」と呼ばれるように、ある時期ストレスから離れての安静期間が必要です。そして抗うつ薬の内服が大切です。薬剤に対する反応については、報告では8週間の服薬で3分の2は改善に向かうようです。

治療予後はタイプによります。一時期落ち込んだ後に次第に回復していくタイプ（単極性うつ病）は最も予後が良く、9割方治療に反応します。うつ状態だけでなく、そう状態も呈するタイプ（双極性うつ病）は病態に応じた薬の調整が必要になります。神経症の傾向をもつタイプ（神経症うつ病）では治療が難しい場合が多くなります。

なりやすい病前性格には、真面目、完璧主義、周囲へ対する気遣いが強いといった傾向があります。最近は、我慢ができない、切れやすい、自己主張が強いなど人格に問題があると思われる例が増えてきて、うつ病が変わってきたとも言われています。

漢方治療

※和漢診療センターはメンタルヘルスセンター兼任のため、必ずしも漢方薬を希望していない方も受診されます。東西どちらの治療を行うかについては、原則は患者さんの希望を尊重しています。勿論、病状によっては、漢方薬単独治療を希望されても、西洋薬の併用を勧めたり、重症例では精神科医を紹介する場合もあります。

西洋薬の併用、他科他院との併診の状況について調査してみました。うつ状態の患者さん（うつ病以外を含む）で1月以上漢方治療できた104例中、漢方薬だけで治療していたのは24例、ほぼ4分の1の方でした。ちなみに、他の医療機関と併診している方が2分の1、私から西洋薬を処方している方が4分の1でした。大部分の医療機関では西洋薬に漢方薬を併用する形で使用していますから、漢方単独で治療している例が4分の1でも多い方だと思います。このような施設が、漢方これから増えていくことを期待しています。

漢方単独治療の長所は、無理なく自然に回復していくことにあります。抗うつ薬を用いると、気力はでてきたけれど、気分は落ち込んだまま、あるいはその反対であるなど、気力と気分がアンバランスな場合があります。欠点は治療効果に個人差が大きいことです。自殺の危険がある症例には通常の精神医学的な治療が必要で、漢方薬による治療は後回しにしなければいけません。

※和漢診療センターのある鹿島労災病院は二〇一九年三月閉院しました。

柴胡加竜骨牡蛎湯《さいこかりゅうこつぼれいとう》

うつ状態に効く漢方薬は多数ありますが、今回はこのお薬を紹介いたします。
中味は柴胡《さいこ》、半夏《はんげ》、桂皮《けいひ》、茯苓《ぶくりょう》、黄芩《おうごん》、大棗《たいそう》、人参《にんじん》、竜骨《りゅうこつ》、牡蛎《ぼれい》、生姜《しょうきょう》の十味です。

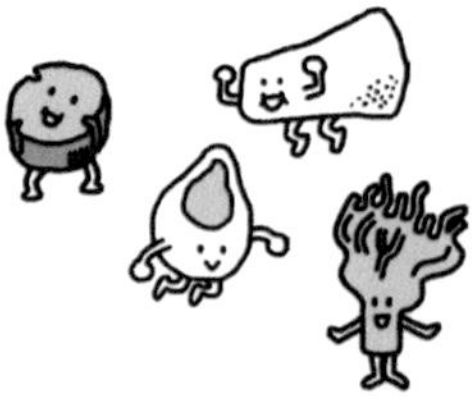

【柴胡】セリ科サイコの根。いらいらしている気分を抑えてくれます。
【竜骨】古代のウマの化石です。カルシウムが主成分です。
【牡蛎】カキの貝殻です。こちらもカルシウムが主成分です。
【茯苓】マツの木の根にできるサルノコシカケ科の菌類です。

これらはいずれも気分を静める作用を持っています。

誰にでも効くわけではありません。身体所見と精神症状については効くタイプがあります。体格は肥満気味で便秘傾向の方が適応です。漢方では実証《じっしょう》といいます。やせ気味の方、漢方でいう虚証《きょしょう》には別の薬になります。虚証の人が実証の薬を飲みますと、肝機能障害などの副作用をきたしやすくなりますから、ご注意ください。

精神症状としては、少しの物音でも目が覚めてしまうなど、驚きやすい傾向を持っているタイプです。恐い夢を見る方が多いです。動悸しやすく、診察すると心下部、臍のあたりで腹部大動脈の拍動を認めることができます。

精神症状が同様でもやせている人には桂枝加竜骨牡蛎湯《けいしかりゅうこつぼれいとう》を用います。

case. 05 倦怠感と不眠の女性（70 歳）

70 歳の女性です。主訴は、倦怠感と不眠です。10 年前お子さんが独立してから、ずっと体がだるかったそうです。床に就いてから眠るまで 30 分かかり、朝早く目がさめるようになりました。3 年前 1 人暮らしになった後は、少し驚くだけで眠れなくなりました。高血圧にて内科通院中ですが、睡眠薬は飲みたくなく、漢方薬ならば服用してみようと思い、受診されました。

症状を問診すると、この他にも、腰から下が冷えて寒い、疲れやすい、体全体が重い、物事に驚きやすい、些細なことが気になるーなどに悩んでおられました。重症例でないため、漢方薬単独治療をすることにしました。

身体所見。身長 140cm。体重 50kg。血圧 134/70mmHg。胸腹部に異常はありませんでした。

そこで柴胡加竜骨牡蛎湯《さいこかりゅうこつぼれいとう》という漢方薬をエキス剤で処方しました。エキス剤は煎じ薬から作った、インスタント珈琲のような顆粒製剤です。お湯に溶かして服用して頂きました。2 週間後、だるさが減じてきました。寝つきがよくなったのですが、朝眠い状態は、なお継続していました。6 週間後、午前 2 時に目覚めていたのが、午前 5 ～ 6 時まで睡眠が持続するようになりました。服用すると気分が落ち着くため、その後 2 年間にわたって断続的に服用しています。

まとめ

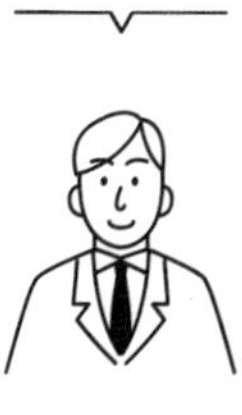

私たちの睡眠時間は加齢とともに短くなるものですが、眠れないイコール不眠症ではありません。病気といえるのは、不眠を苦悩するときです。そんな悩みの強いときには遠慮なく、産業医に相談してみましょう。抗うつ薬が嫌な人は漢方薬という手のあることを検討してみてください。

初出「労働安全衛生広報」10, 2009.

不眠症

寝つきの悪い人、夜中に目がさめる人、睡眠薬を飲みたくない人、睡眠薬を止めたいけれどやめられない人…日本人の4人に1人は不眠で困っているそうです。

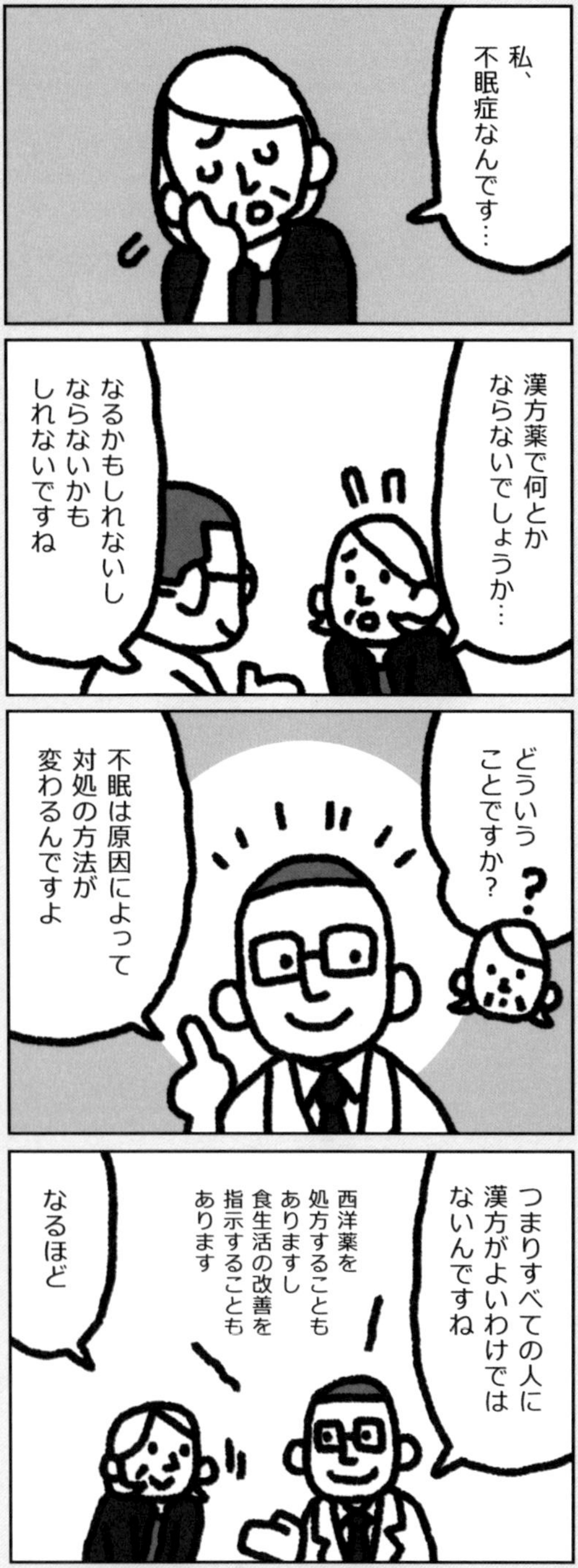
私、不眠症なんです…
漢方薬で何とかならないでしょうか…
なるかもしれないしならないかもしれないですね
どういうことですか？
不眠は原因によって対処の方法が変わるんですよ
つまりすべての人に漢方がよいわけではないんですね
西洋薬を処方することもありますし食生活の改善を指示することもあります
なるほど

原因は?

① 身体的要因

疼痛、掻痒、睡眠時無呼吸症候群（睡眠中のいびき、無呼吸、日中の眠気、集中力低下）などが原因による場合です。それぞれの症状・病気に対する治療が主になります。

② 生理学的要因

気温、騒音、時差ぼけ、交代勤務などによる場合です。

睡眠薬を服用していても眠れない人は、薬の作用時間がご自分の眠れない時間帯に合っているか、チェックしてみてください。睡眠薬は血中消失半減期から、超短時間作用薬（2～4時間）、短時間作用薬（6～12時間）、中間型作用薬（12～24時間）、長時間作用薬（24時間以上）に大別されます。入眠障害タイプには超短時間作用薬、睡眠の維持が上手くいかないタイプには作用時間のより長い薬が推奨されます。

悪しき生活習慣による不眠もあります。夜になってすることがないから早く寝たい。早く寝るので夜半に目がさめる、あるいは昼寝をよくしてしまうので夜寝つけない。夜コーヒー、香りのよいお茶を飲む。これらは眠れないのは当然ですね。生活習慣を正さなければ、睡眠薬はどんどん強くなっていくことでしょう。

③ 心理学的要因による場合

いわゆるストレスです。仕事・家族のいろいろなストレッサーにより過緊張状態にあって眠れない場合には、苦悩の程度・内容に応じて、必要があればお薬を使うべきでしょう。漢方薬はかなり助けになります。

④ メンタルヘルス不調

不眠症の最も多い原因（4～5割）はうつ病などのメンタルヘルス不調といわれています。

うつ病の症状として、気分のゆううつ、気力の低下はよく知られていますが、食欲不振、口渇、便秘、下痢、悪心、嘔吐などの身体症状を呈することもあります。生活リズムが崩れているだけかと思っていたら、実はうつ病であったケースもあります。眠れないことに苦悩して暗くなり、焦ります。物事に対する興味がうすれ、集中力が低下していきます。睡眠薬だけでは不充分で、うつに対する治療が必要になります。

⑤ 薬理学的要因による場合

アルコールに強い人に起こりうるパターンです。飲酒家にとっては耳を疑うかもしれません。眠るつもりのアルコールがかえって眠りを妨げている場合があるのです。一晩でもお酒を休んでみればわかることなのですが、アルコール依存の人はなかなか実行できないようです。なお、アルコールを離脱しようとしているときにも不眠になります。

漢方治療

① 漢方薬の長所と短所

漢方薬の長所は作用が穏やかで、薬を止めやすいことにあります。うつ状態や不安状態を改善する作用も持っています。漢方薬で薬物依存をきたすことは先ずありません。短所は、精神医学的管理が難しいことです。漢方薬で即効性が認められないことは珍しくありません。もう飲みたくないからといって、長年服用してきた睡眠薬・抗うつ薬を漢方薬に変更させることは容易ではありません。漢方薬が効いてくるまでにはそれなりに時間がかかりますので、一定期間は併用することになります。漢方専門医、できれば心療内科領域に理解ある医師にご相談ください。

② 漢方薬の選び方

不眠症・うつ状態に対する有効性が報告されている漢方薬は多数ありますが、どの薬でも良いのではありません。その人に合った薬を探す作業プロセスが「漢方医学」なのです。

「虚実《きょじつ》」という漢方医学の診方《みかた》（ものさし）をご紹介いたします。

虚実とは「からだの充実度」です。本来は脈と腹の緊張で判断します。緊張の強い人を実証《じっしょう》、緊張の弱い人を虚証《きょしょう》と呼びます。証は漢方医学的診断という意味です。虚証の人には虚の薬、実証の人には実の薬で治療いたします。実の人は体格がしっかりして、声の張りもあり、一見強そうに見えます。反対に、虚の人は痩せていて、声も小さめで、弱々しそうです。また一見やせているように見えて、実は筋骨質という方は大抵実証です。

こころは虚でも、からだは実、こういう患者さんが結構多いのです。気分が沈んで気力が乏しくなると動けなくなります。しかし、食欲は保たれる場合が多いので、いきおい肥満傾向になるわけです。実証の人で、驚きやすい、怖い夢をみる、動悸しやすい場合には柴胡加竜骨牡蛎湯《さいこかりゅうこつぼれいとう》を用います。うつ気分がより強い、便秘傾向ある患者さんには大柴胡湯《だいさいことう》という薬がよく効きます。下剤である大黄《だいおう》には気分の落ち込みを改善する作用もあるとされています。

反対に、こころだけでなく身体も虚証の人がいます。痩せている人は虚証の場合が多いのです。つまらないことにあれこれ悩んで眠れない人には加味帰脾湯《かみきひとう》を用います。食欲不振があれば六君子湯《りっくんしとう》にします。

酸棗仁湯《さんそうにんとう》は、虚証に用いる薬ですが、こころに怯《おび》えのあるのが良い目標になります。高齢者で、デイケアで施設に宿泊すると、自宅と違うので不安で落ち着かなくなり、眠れなくなる場合によく効きます。

③ 副作用と注意

作用のマイルドな漢方薬といえども副作用をきたすことがあります。

漢方薬はその時々の体調に合わせた治療を行うことが基本です。したがって、風邪をひいたとき、発熱しているときなど平生と異なった体調のときは1～2日休薬して、担当医師に相談してください。

黄芩を含む薬（大柴胡湯、柴胡加竜骨牡蛎湯など）は肝障害をきたすことがまれにあります。これらの薬を服用して2ヵ月くらいしたら一度採血してもらうことをお勧めいたします。たとえ併発していたとしても、大部分は薬の中止によりすみやかに回復します。また、甘草を含む薬（加味帰脾湯、六君子湯）では血圧上昇・浮腫・低カリウム血症(偽アルドステロン症)をきたすことがときにあります。これも中止3～7日で回復します。

まとめ

不眠は最も多いメンタルヘルス不調です。漢方薬を賢く利用してくれることを念じてやみません。

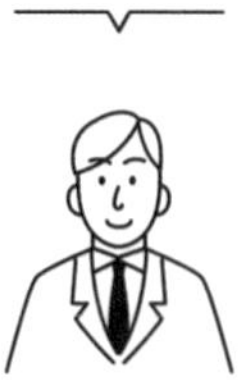

初出「建設の安全」11, 2007.

都会のイライラ

都会に働く労働者のみなさん、毎日イライラしていませんか？

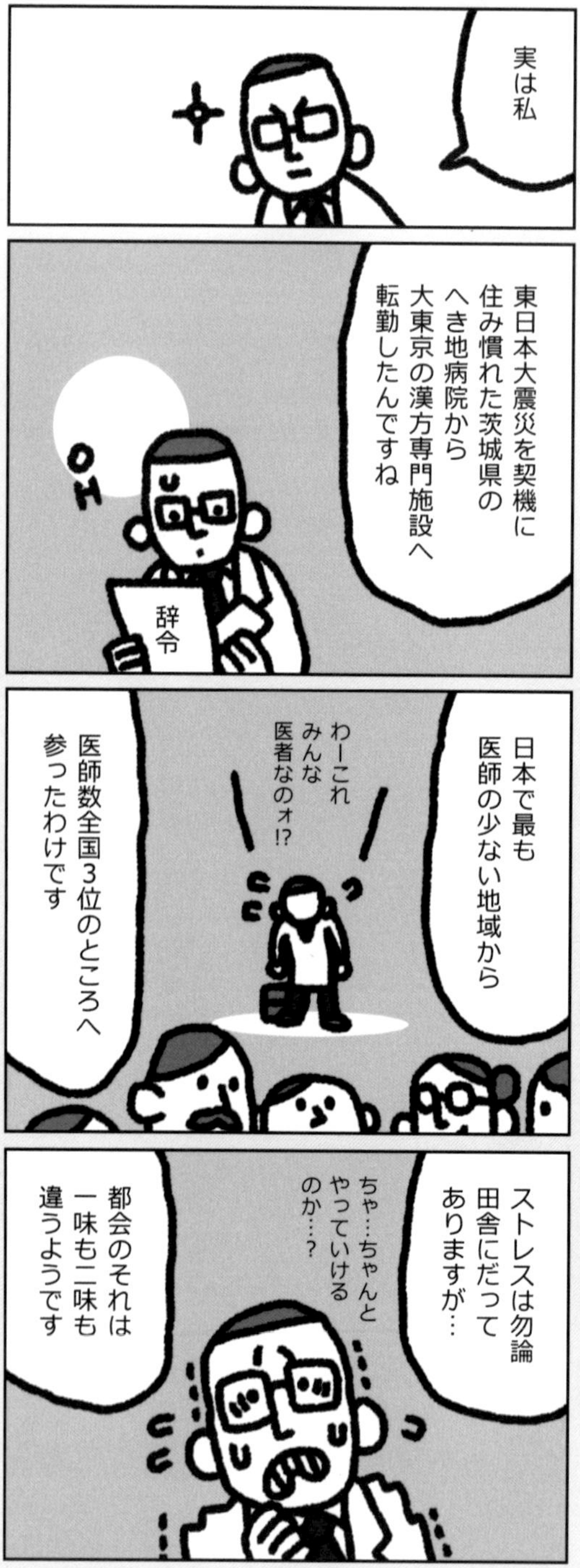
実は私
東日本大震災を契機に住み慣れた茨城県のへき地病院から大東京の漢方専門施設へ転勤したんですね
OH
辞令
日本で最も医師の少ない地域から
わーこれみんな医者なのォ!?
医師数全国3位のところへ参ったわけです
ストレスは勿論田舎にだってありますが…
ちゃ…ちゃんとやっていけるのか…？
都会のそれは一味も二味も違うようです

気虚《ききょ》

漢方医学には気虚という病態があります。全身のエネルギーの総称である気の量の低下によって、身体がだるい、気力がない、疲れやすい、日中の眠気、食欲不振、風邪をひきやすい、物事に驚きやすい、眼光音声に力がない、下痢傾向などの症状を呈します。気虚に対しては、心の安静も大切ですが、身体面に対しては、六君子湯《りっくんしとう》、補中益気湯《ほちゅうえっきとう》などのお薬で治療いたします。これらは気を補う薬である人参、甘草、黄耆などから構成されます。主に胃腸の働きを強め、気力を高めるなどの作用があります。1～2週間も服用されますと、多くの方々は元気になります。

漢方外来には、このような方々が多く受診されます。気の病は、気虚以外にも気うつ、気逆などがありますが、専門医でも鑑別に迷うことがあります。今日はそのような症例をご紹介いたします。

２週後再診されました。しかし、症状に変化はありませんでした。病態を再検討しました。

漢方医学では、診断が正しく、適切な処方を２週間も服用すれば、何かしらの好転反応が得られます。何を見落としたのかと思い、お仕事の内容を伺ってみました。すると、職場でのストレスがとても多く、イライラすることが大変多いというのです。見た目の美しさ、穏やかな話し方の裏に、劇しい葛藤が潜んでいたのでした。

診察時間が限られていることもあり、職場のストレスの詳細までは尋ねませんでしたが、怒りの感情を発する機会の多いことがわかったのです。

本来ならば、職場の人間関係の詳細を伺い、ストレスの原因を明確にして、それを解決させる方策を提案すべきなのでしょう。しかし時間をかけて原因を究明しても、実際にはどうにもならない場合も少なくありません。患者さんには、先ずは落ち着いてご自身を客観的に見つめるスタンスを取り戻せるよう助言しました。心療内科であれば、カウンセリングあるいは自律訓練法などを勧めたかもしれませんが、それらは行いませんでした。今一度、漢方薬を変更することで対処してみました。

case. 06 職場でのイライラが大変多い女性（35 歳）・前半

35 歳の女性が受診されました。長身でスラリとした細めの体格、美貌で、顔色はやや蒼白気味、髪は長く肩にかかっていました。テレビに出演するタレントさんのような、素敵な女性です。表情その他に陰鬱な気配はありません。

受診理由を伺いますと「最近、元気がなくて、食欲がないのです。」と穏やかにおっしゃられました。寝付きはそう悪くはなく、朝起きにくいこともなく、うつ病等ではなさそうです。不安感、パニックもないようです。精神科医のお世話になる病気ではないと判断し、漢方治療を選択いたしました。元気のないこと、食欲低下と合わせて、漢方医学的には気虚の病態が考えられました。

お腹を診察しますと、腹力はやや低下気味で、軽く叩くとポチャポチャと水の音がしました。これは胃部振水音といって、水の流れの悪い状態を示します。胃の筋肉がたるんでいるという意味で気虚の所見でもあります。筆者は気虚の典型例と考え、六君子湯を処方しました。

六君子湯《りっくんしとう》

六君子湯は、胃腸の気を補う生薬である人参、甘草、黄耆、茯苓、陳皮、半夏の六味に、これらの薬で胃が荒れないように、さらに生姜、大棗という粘膜を保護する薬が加わった方剤です。

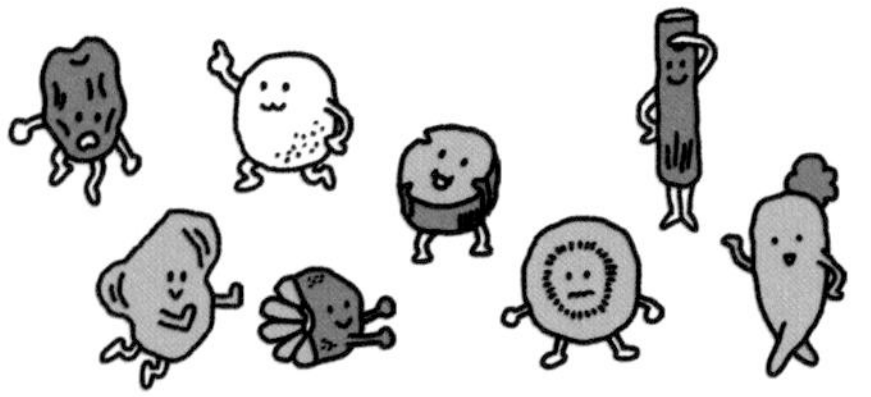

【人参】胃腸の気を補う。気血を補い、元気を増す。
【甘草】胃腸の気を補う。多汗を治す。気を補う。
【黄耆】胃腸の気を補う。鎮静する。痛みを抑える。気を増す。
【茯苓】胃腸の気を補う。水の流れをよくする。
【陳皮】胃腸の気を補う。気を巡らせる。咳を鎮める。
【半夏】胃腸の気を補う。吐き気を治す。
【生姜】粘膜を保護する。吐き気を治す。
【大棗】粘膜を保護する。

気虚《ききょ》ではなく気うつ

漢方医学では病む臓腑により、失調する感情が異なります。古代中国医学の重要な理論に五行論があります。この世の全て、森羅万象を木火土金水の５つの性質に分類して、その相関関係を論じる考え方です。宗教的と思われるかもしれませんが、現代においても易や日々の暦に活用されています。

五行論では障害された感情はそれぞれの臓器の働きと関係があります。思は胃腸（東洋医学でいう脾に相当します）と関係があります。あれこれくよくよ思い患いすぎると、胃腸を傷めます。また胃腸が悪いと、思い患いしやすくなるという、両方向の関係があるのです。

同様にイライラする感情は、怒であり、これは肝と関係があります。そして木性である肝気が亢ぶると、土性である胃腸の働きが抑えられることが知られています。これを木剋土《もくこくど》と呼んで、怒りが胃腸の働きを低下させる機序を説明しています。

この患者さんの症状を気虚と思っていたのですが、イライラは肝気の亢ぶりを示す症状であり、気虚ではなくて気うつであったのです。これでは改善するはずがありません。肝気を鎮める薬が必要であったのです。

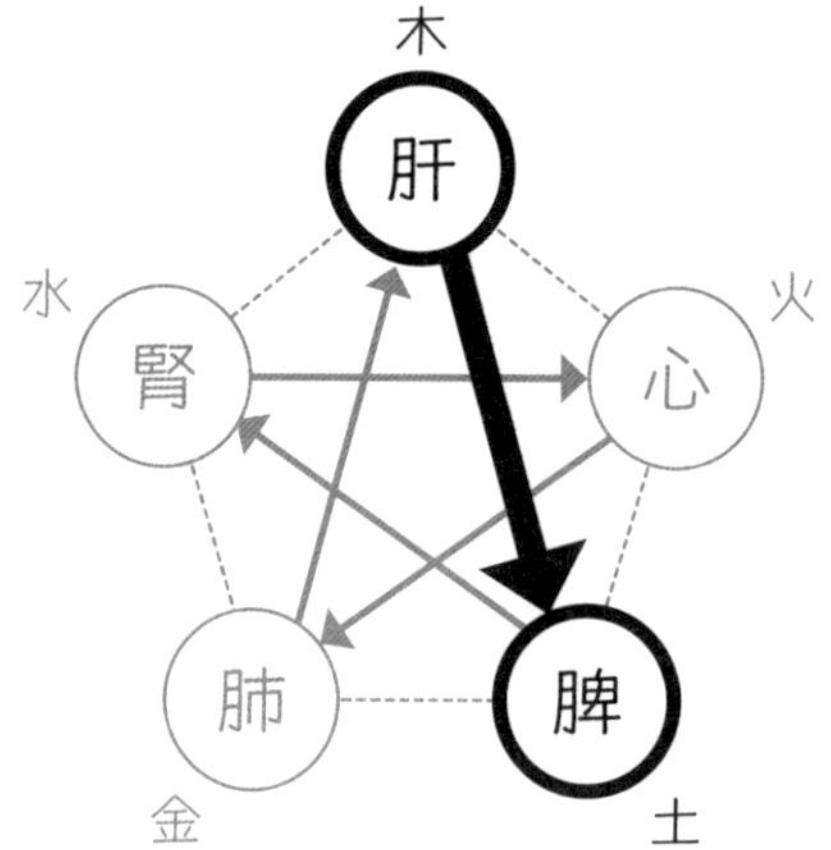

木剋土とは

五行論では万物を木火土金水の５つのいずれかに分ける、プラスとマイナスの関係がある。プラスの関係としては、木は火を、火は土を、土は金を、金は水を水は木を、それぞれ生じる（相生関係）。マイナスの関係としては、木は土を、火は金を、土は水を、金は木を、水は火をそれぞれ打ち負かす（相剋関係）。

抑肝散加陳皮半夏《よくかんさんかちんぴはんげ》

抑肝散は肝気を抑える代表的な薬です。元々は小児のけいれんのために創製された薬ですが、近年は高齢者の認知症の幻覚などの治療に有用であることがわかり、急速に広く用いられています。

肝気が亢ぶると、怒る、激高する、こめかみの筋がピクピクする他、精神的にはうつ的になります。これを肝気抑うつといい、気虚によるうつ気分と区別します。気虚では気の量が低下しますが、肝気抑うつでは気の量は低下しておらず、うっ滞した気を鎮めて、めぐらせる薬を用います。

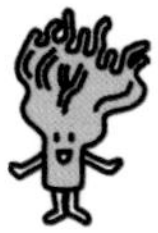

【柴胡《さいこ》】鎮静作用を有する生薬。ミシマサイコの根を用います。解熱、解鬱作用を有するとされています。

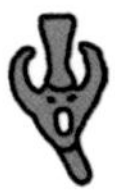

【釣藤鈎《ちょうとうこう》】鎮静作用を有する生薬。アカネ科カギカズラで、つるの側枝が曲がって、鈎《かぎ》のような形をなした茎を用います。鎮静、降圧、血管拡張の作用を有します。

case. 07 職場でのイライラが大変多い女性（35歳）・後半

この患者さんには、抑肝散に気をめぐらす作用のある陳皮（ウンシュウミカンの皮）と半夏（サトイモ科カラスビシャクの根茎）を加えた抑肝散加陳皮半夏を処方しました。

２週後来院されたときには、「元気がない、食欲がない」などの症状は著明に軽快し、夜もよく眠れるようになっていました。その一方で、初診時の、はっとするような美しさが少なくなった印象があり、少し気になりました。

そこで日頃の心がまえ等で、何か変えたところがありますか？と尋ねてみたところ、笑顔で「ええ、何となく緊張がぬけてから、周りのことをあまり気にしなくなりました。お化粧にも時間をかけなくなりました。」と恥ずかしそうに答えられました。それで合点がいきました。この方は緊張感の軽減とともに、まわりに対して必要以上の気遣いをされなくなったのです。そのことで日常の緊張度をさらに低めることに成功されたようです。この後もう１回受診されてから終診となりました。

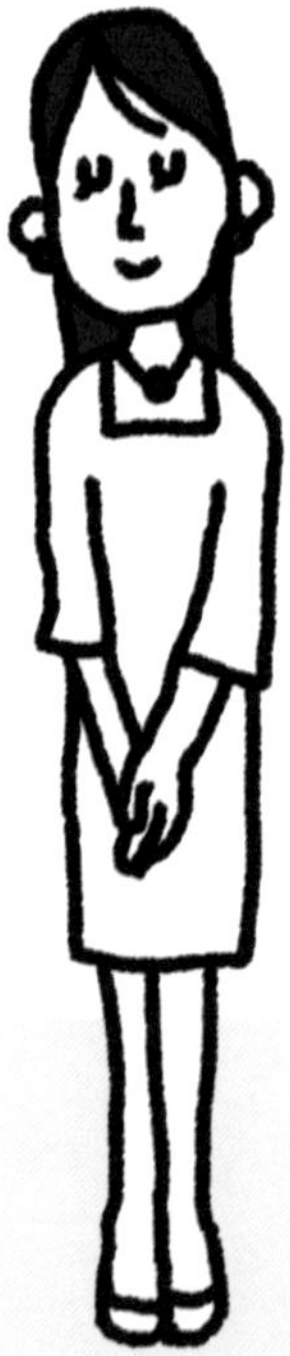

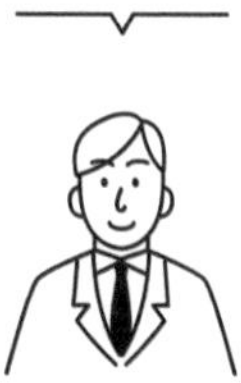

まとめ

都会のイライラが漢方処方の効き具合に影響するというのは、今回の「発見」でありました。都会では周囲に対して必要以上の配慮をしてしまう場合が多いように思われます。

かくいう筆者も患者さんのことをとやかく言える立場ではありません。まわりに対する「いい顔」は首にされない範囲に留めて、自分の仕事に励みたいものです。

文献）寺澤捷年：症例から学ぶ和漢診療学、医学書院、東京、1990.

初出「建設の安全」11, 2014.

肝《かん》の病について

八つぁんが熊さんといつものヘボ将棋をしていますが、今日はどうも深刻そうです。

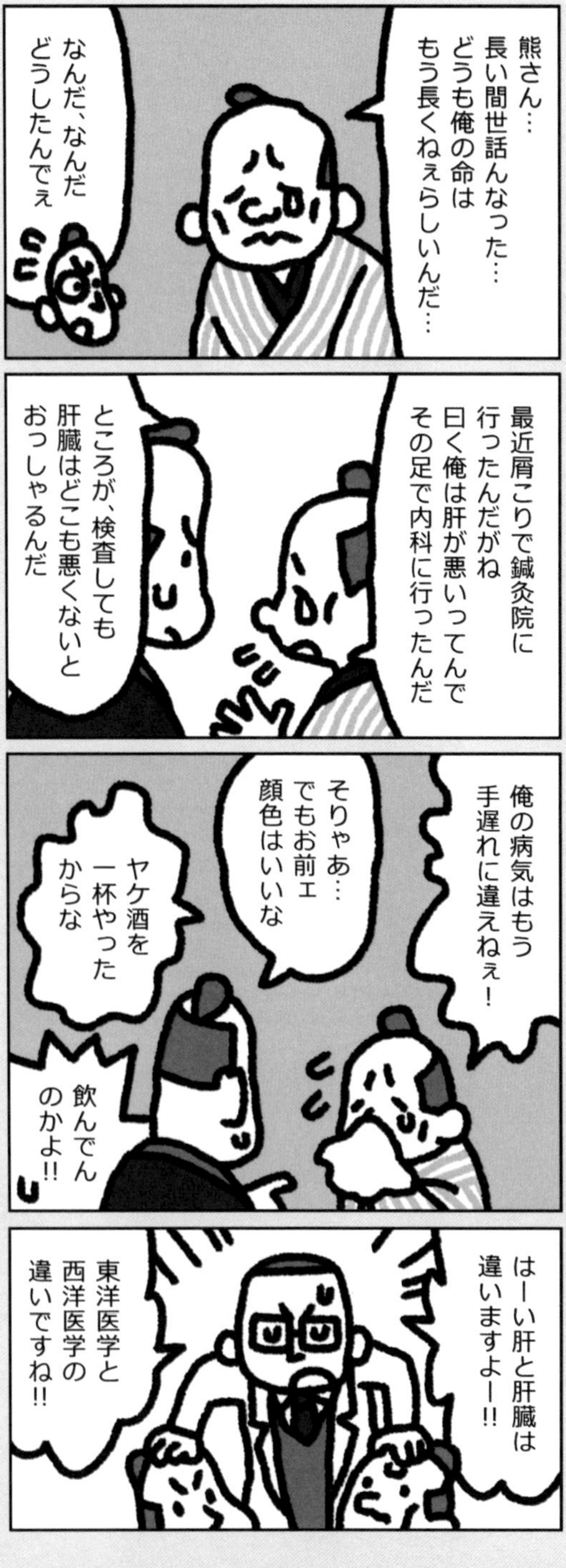
熊さん… 長い間世話んなった… どうも俺の命は もう長くねぇらしいんだ…
なんだ、なんだ どうしたんでぇ
最近肩こりで鍼灸院に 行ったんだがね 曰く俺は肝が悪いってんで その足で内科に行ったんだ
ところが、検査しても 肝臓はどこも悪くないと おっしゃるんだ
俺の病気はもう 手遅れに違えねぇ!
そりゃあ… でもお前ェ 顔色はいいな
ヤケ酒を 一杯やった からな
飲んでん のかよ!!
はーい肝と肝臓は 違いますよー!!
東洋医学と 西洋医学の 違いですね!!

「肝臓が悪い」とは？

西洋医学でいう「肝臓が悪い」とは、ウィルス性肝炎、肝硬変など肝機能検査値（GOT、GPT）に異常を伴う疾患の場合が多い。肝臓の腫瘍については必ずしも肝機能異常を呈さないので、腹部超音波、CTスキャンを用いた検査をする。一方、東洋医学でいう「肝が悪い」とは、肝の病のことで機能性の病のことを指している。具体的には、「頭痛、肩こり、めまい、筋肉の痙攣、神経過敏、怒りっぽい、いらいらしやすい」などの症状を指していて、必ずしも肝臓という臓器が悪いわけではない。筋肉の張り方には特徴があって、人の身体を前面、横、後面に分けると、横の部分の筋肉が張りやすい。また、臥位で季肋下を押すと圧痛をきたす場合が多く、これを胸脇苦満《きょうきょうくまん》と呼ぶ。

肝の病の治療方剤としては、抑肝散《よくかんさん》、加味逍遥散《かみしょうようさん》、四逆散《しぎゃくさん》がよく知られている。
生薬としては、柴胡《さいこ》、芍薬《しゃくやく》という薬を用いる。

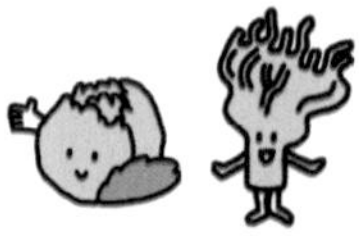

【柴胡《さいこ》】慢性肝炎にもよく用いられる薬で、炎症を抑え、気分を鎮める作用がある。
【芍薬《しゃくやく》】痛みを抑え、筋肉の張り、強ばりを治す作用がある。

西洋医学は病を物としてとらえている。東洋医学は病を働きとして認識している。病名のつけ方に両医学の違いが表れている。

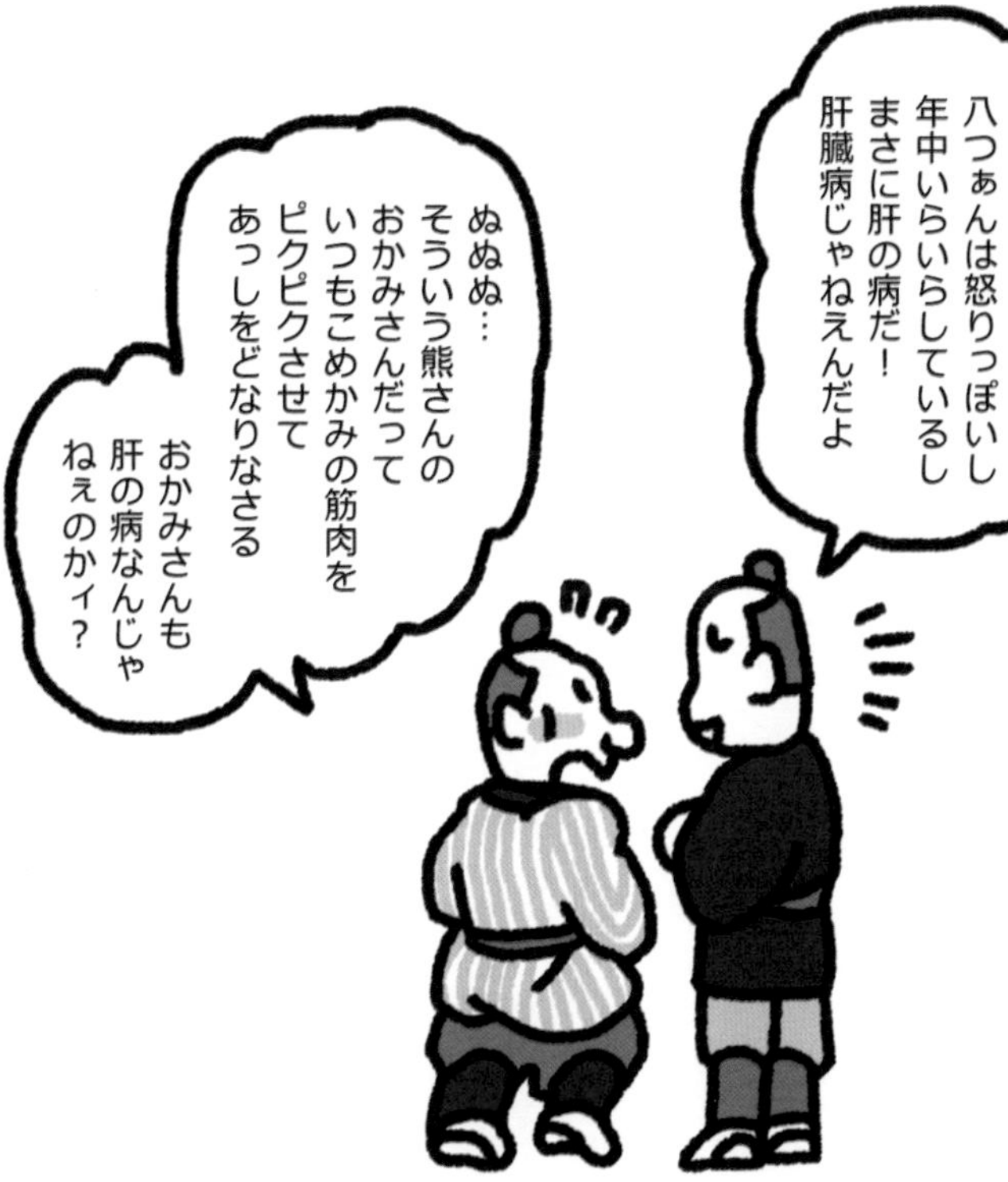
ほぅれ見ろィ 八つぁんは怒りっぽいし 年中いらいらしているし まさに肝の病だ！ 肝臓病じゃねぇんだよ
ぬぬぬ… そういう熊さんの おかみさんだって いつもこめかみの筋肉を ピクピクさせて あっしをどなりなさる
おかみさんも 肝の病なんじゃ ねぇのかィ？

その通り。彼女には加味逍遥散がよいかもしれません。加味逍遥散は更年期を迎えるご婦人の精神症状を鎮める働きがあることでよく知られています。

また、加味逍遥散は更年期だけでなく、若い女性にもよく効きます。女心と秋の空といわれるように、女性には気分の不安定な時期がありますが、そんなときに服用すると気分が落ち着きます。そして冷え、便秘にもよい。そうそうこんな方がおられました。

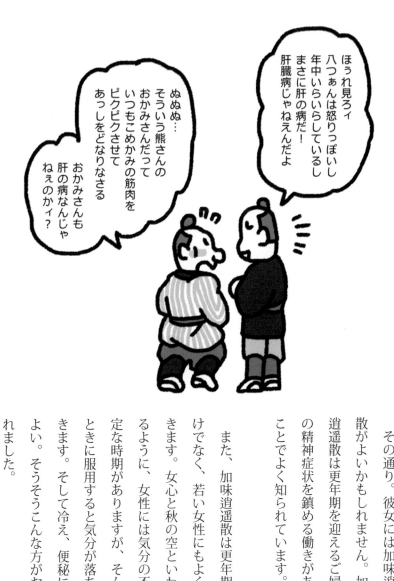

６週後。夕食の準備をできるようになった。頭痛は週１回に減少し、抗不安薬は半錠になった。便が毎日出るようになった。夏はいつも体調を悪くしていたが、この夏は快調で不思議なくらいなんともなかったという。

肝の病では怒りっぽいが、実は気分が落ち込みやすい。更年期のご婦人も軽度のうつ状態にある人が多い。そんな人に良い薬である。柴胡、クチナシの実の山梔子《さんしし》、薄荷《はっか》、これらの生薬が精神を安定させてくれる。また牡丹皮《ぼたんぴ》、当帰《とうき》は婦人の薬で血を巡らせる。まさに女性の薬といえよう。

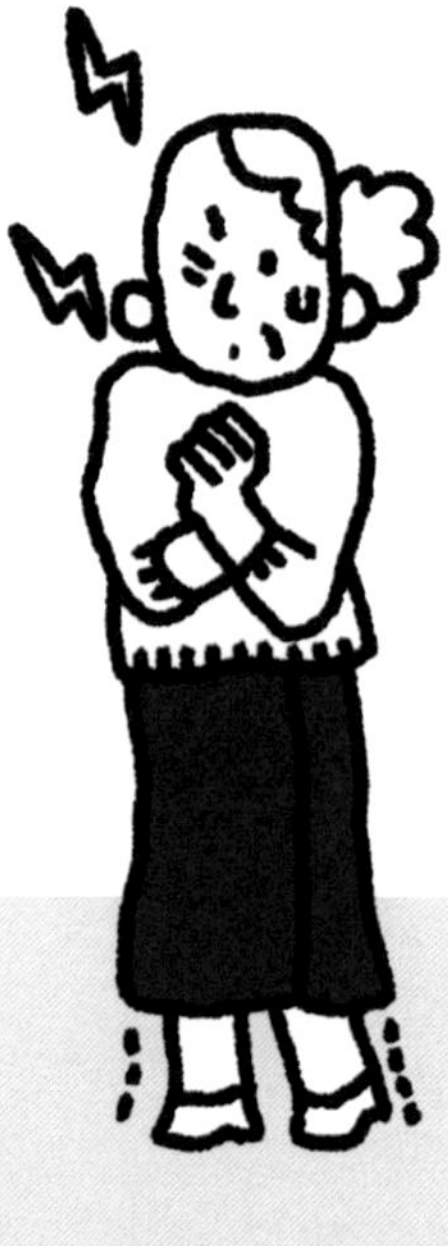

case. 08 頭～首のこわばりと集中力の低下に悩む女性（57 歳）

57 歳の女性で、頭～首のこわばりと集中力の低下に悩んでいた。

50 歳で閉経して、1 年後から不眠、動悸、いらいら、精神が不安定になった。近くの内科で抗不安薬を服用してきた。別の婦人科クリニックではホルモン補充療法を 4 年行った。しかし、いらいらしやすい。頭がボーっとしてくる。 集中力がない。台所仕事であせっていると、自分が何をしているかわからなくなったそうで、3 月にこられた。

若い頃に痔の手術をしてからは、常に便秘気味で下剤を服用してきた。

問診すると、たくさんの症状をもっていた。肩凝り。頭痛は殆ど毎日ある。寝つきが悪く眠りが浅い。朝おきにくくて調子がでない。血圧は正常であったが、足がよく冷えていた。

加味逍遥散をエキス剤で服用していただいた。

服用 9 日目よりいらいらが軽減した。朝おきて落ち着ける。あくびが増えたが、集中力が戻ってきた。

case. 09 緊張しやすい・疲労しやすい男性（30代）

30歳代の男性で、とても緊張しやすい人であった。2年前から体がとてもだるくなり、下痢が毎日5回あり、背中に痛みを覚えるようになった。両膝も痛み、小便が近かった。腹が張ってガスがよくでた。帰国して、内科等いくつかの医院を受診したがどこでも異常なし。泌尿器科では神経因性膀胱といわれた。6月にこられた。

酒は飲まないが、タバコを1日20本吸っていた。この方も多くの症状をもっていた。緊張しやすい。疲労しやすい。気分不良でうつうつとしている。気力がない。体全体が重い。集中力がない。寝つきは良いが寝おきが悪い。

中肉中背で微熱気味。血圧正常であるが、手がふるえていた。腹を軽く叩くとポコポコと空気がつまったような音がした。四逆散をエキス剤で処方した。

2週後には、下痢、背痛、膝痛いずれも改善した。6週後には腹も大分よくなり、下痢もたまにみられる程度になった。ガスも減ってきた。

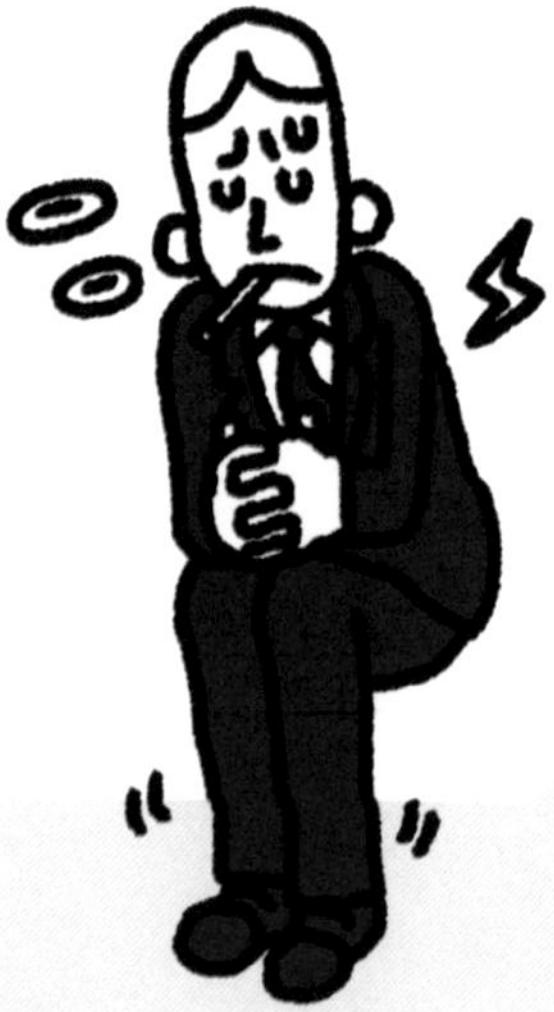

初出「建設の安全」12, 2009.

こころに効く漢方薬

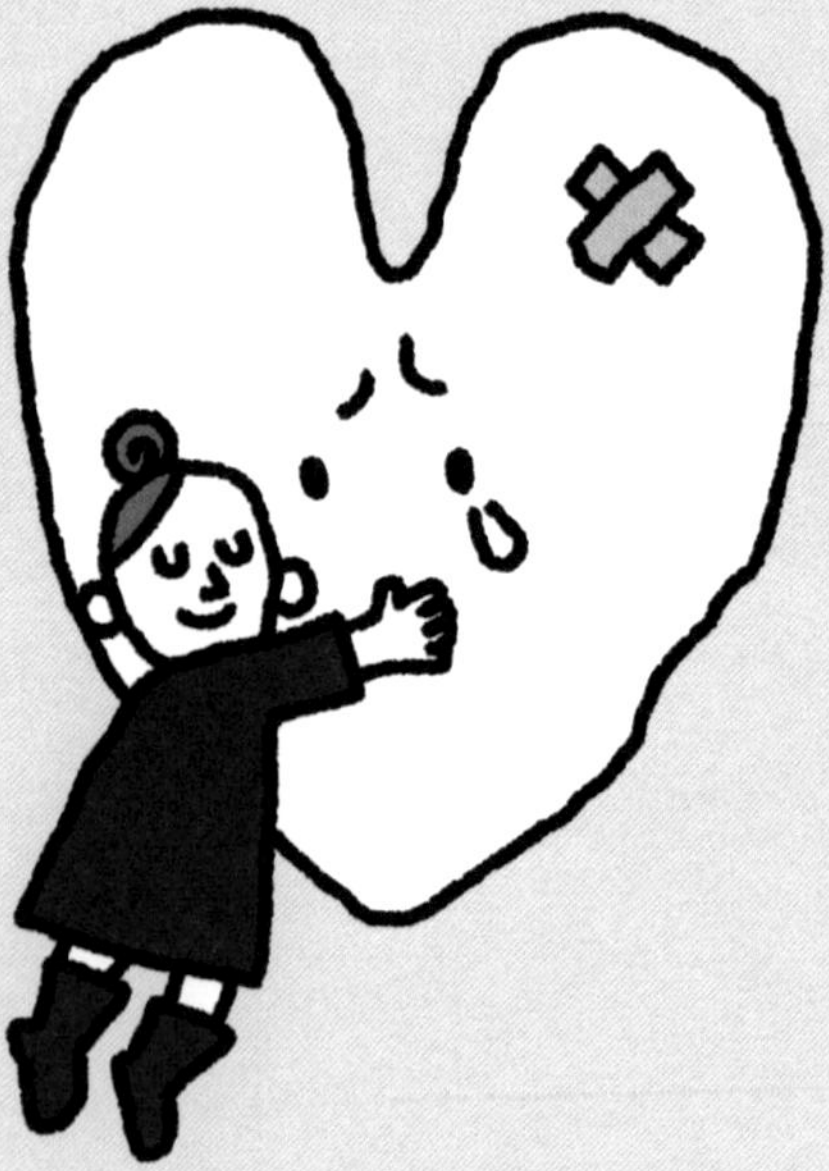

こころに効く漢方薬

ストレスに遭えば、誰しも気分が落ち込んだり、精神が不安定になったりいたします。精神科や心療内科に行くほどではない。さりとてお寺で座禅をしたり、山伏の修行をする余裕はない。カウンセリングは面倒くさいし、お金がかかるらしい。少しでも良くなることが何かできないだろうか。そんなお悩みをお持ちの方には、漢方薬をお勧めします。全般に作用が穏和であり、副作用が少ないからです。

どのような漢方薬がよいか。漢方医学には独得の診断体系があって、専門家でも難しい場合もあれば、素人の方でも容易に選べる場合もあります。

どのような症状にどのような漢方薬がよいのか、ご紹介してみましょう。

緊張しやすい人には四逆散《しぎゃくさん》

緊張しやすく、手足のひらに汗をかきやすい人。一見、やせ型で筋肉質。神経は細やかで内向的。心因性頻尿といって、わずか50分授業の間ですら、尿を我慢しきれない中高生にはこの薬がよく用いられます。受験生にも多いです。その他、下痢をきたしやすい人、足がけいれんしやすい人などが適応です。

構成生薬である柴胡、枳実、芍薬、甘草について述べます。

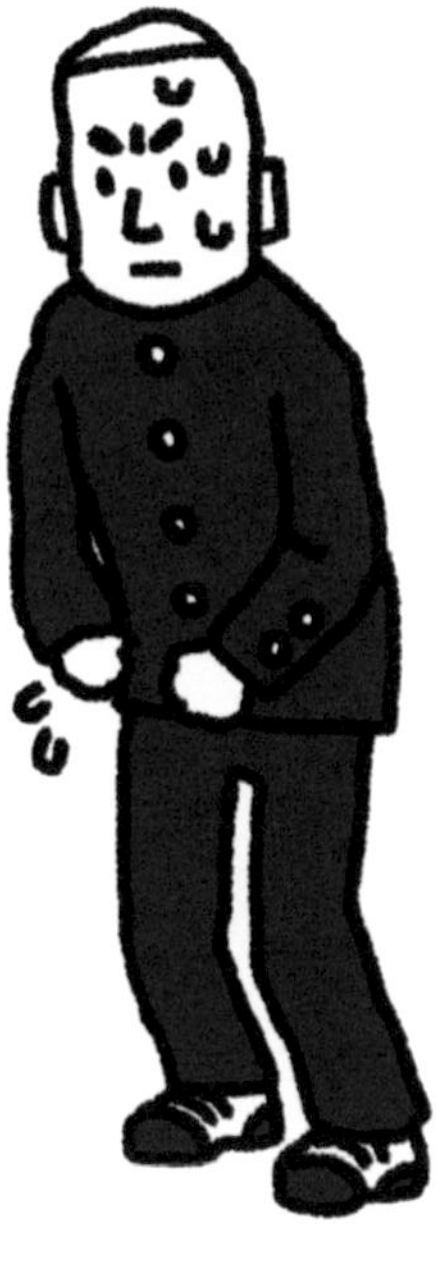

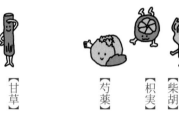

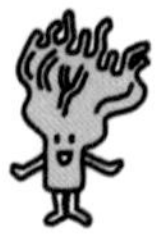

【柴胡】

【枳実】

【芍薬】

【甘草】

セリ科のミシマサイコの根を用い、いらいら感を鎮める作用があります。

夏みかんあるいはそれに類したダイダイ（橙）の実を用います。味は苦いのですが、みかん類独得の精神を引き締める効果もあるようです。

あの美しい花をもつシャクヤクの根です。よい薬にする為には花に栄養が行き過ぎぬよう、蕾の段階で切ってしまうと聞いていますが、薬にするためとはいえ何とも申し訳ない気がいたします。芍薬は筋肉の痙攣を緩め、腹痛を治し、気分を鎮めます。

砂糖の150倍甘いとされるグリチルリチンを含むため、甘味料として世界中で使用されています。私たちの日常馴染みのあるところでは、お菓子、仁丹、醤油にも相当量用いられています。採れるところは、中国からモンゴルにかけての、水の乏しい地域です。ほぼ砂漠といってよい厳しい環境で生息している、最後の植物でもあります。近年は乱獲による砂漠化進行予防のため、甘草の輸出を制限しようとの動きがあると聞いています。

怒りやすい人には抑肝散《よくかんさん》

ちょっとしたことにも切れやすい。怒りやすい。こめかみの筋肉がピクピクけいれんする。気分が不安定。高齢者では夜間興奮して眠らないばかりか、怒りだす。認知症にともなって、幻覚、妄想をみる。リハビリを勧めてもなかなか従わず怒りだす。そんな人には一度は試みてほしいお薬です。

漢方医学では肝と怒りには深い関係があり、肝に病があると怒りやすくなり、怒が過ぎると肝を傷めるとされています。また肝は筋《すじ》とも関係があり、肝が亢ぶると筋がけいれんしやすくなります。その肝を抑制することにより過緊張を鎮める薬ということになります。

最近は認知症の周辺症状、すなわち、幻覚、妄想などの症状に対する効果が臨床試験でも証明されて、普通の精神科、神経内科にても広く使用されるようになりました。

しかし、元々は小児のけいれんや興奮に対する薬でして、高齢者の認知症に用いるのは、漢方の歴史からみれば「応用」であり、比較的新しい使い方です。数ヶ月にわたって長期に使用される場合には、甘草による副作用、高血圧、浮腫、低カリウム血症に注意する必要があります。

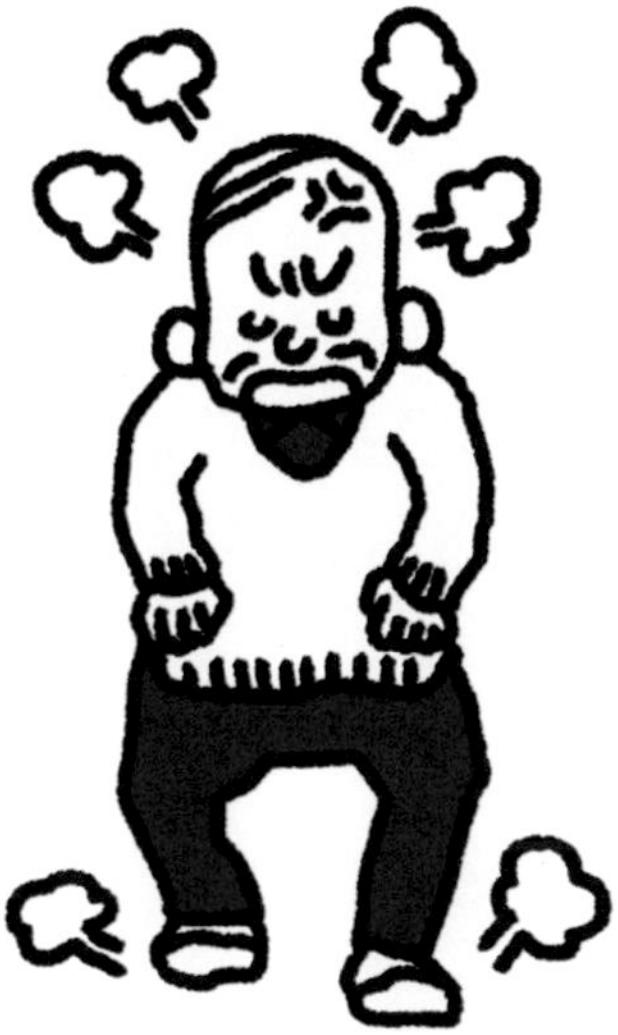

あれこれ考えこんで眠れない人には加味帰脾湯《かみきひとう》

ちょっとしたこと、どうでもよいことを、あれやこれやと悩み続けてしまう人。うつ傾向があり、精神的に落ち込んでいる人などが適応です。この薬には抗うつ作用はありますが、強力なものではありませんので、明らかなうつ病は精神科あるいは心療内科の専門医の診療を受ける必要があります。

漢方医学では思うことが多すぎると脾を傷めるとされています。ここでいう脾は脾臓ではなく、消化吸収系統の中心臓器を指しています。むしろ、膵臓・胃十二指腸と言うべきでしょう。思うことが過ぎると食欲低下してやせてくる、そういうタイプの人を想定しています。

泣き叫ぶ人には甘麦大棗湯《かんばくたいそうとう》

非常に嘆き悲しんで、声をあげて泣く人が適応です。しくしく泣く人は適応ではありません。中味は甘草と小麦と大棗で、お菓子のように、甘くて飲みやすい薬です。

お子さんの夜泣きに困っている方、先ずはお試し下さい。たかが夜泣きと笑ってはいけません。仕事に疲れはて、夜ぐらいはゆっくり眠りたい、世の父親たちにはしんどい場合があります。母親も、子供の夜泣きのために眠れず、憔悴して目の下に大きなクマができた方もいます。この薬をお子さんに1服のませてみてください。

大人にも良い場合があります。緊張感が高まりすぎて、感情が爆発しがちな人(多くは女性)、向精神薬が向かない人などは一度服用してみるとよいでしょう。

咽喉の違和感の人には半夏厚朴湯《はんげこうぼくとう》

いつも咽喉に何かあるようで気になっているけれど、飲み込んでも落ちていかない、吐いてもでていかず、すっきりしない人。多くの場合、不安感が強いです。検査をしても耳鼻科でも呼吸器内科でも正常で納得がいかない人。そんな方々にお勧めできます。

構成生薬は半夏、生姜、茯苓で、これは小半夏加茯苓湯《しょうはんげかぶくりょうとう》という、吐き気止めで、つわりに頻用されます。この三味に気をめぐらす厚朴と紫蘇葉が入ったものです。ほぼ食材から構成されたような漢方薬です。この薬で副作用をきたすことは大変まれです。

夜怖くてびくびくして眠れない人には酸棗仁湯《さんそうにんとう》

疲れがひどくてかえって眠れない人。胆っ玉がすわっていない人。体力の低下した、あるいは消耗の著しい高齢者が適応です。

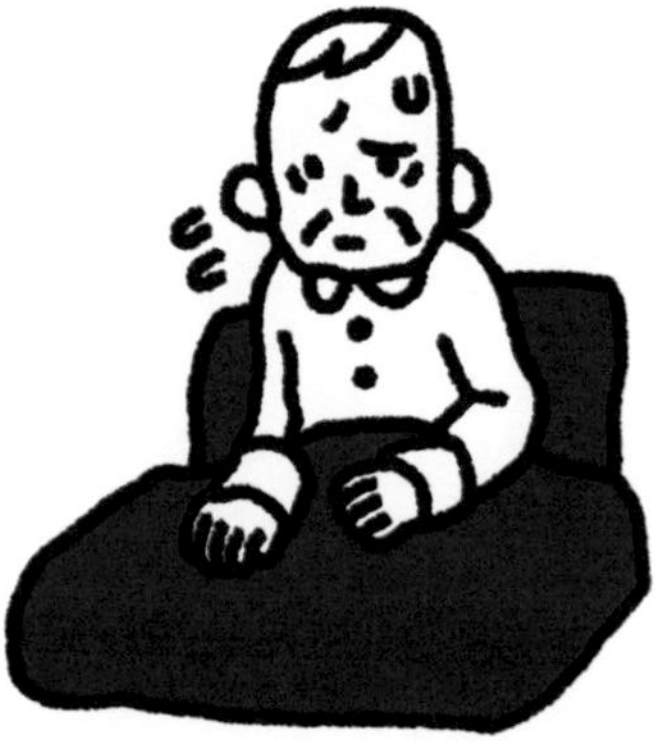

熱くなったり、寒くなったりする人には加味逍遥散《かみしょうようさん》

女心と秋の空は変わりやすい例えとしてよく使われてきたことですが、生理前後、あるいは更年期の女性ホルモン低下時に気分変動の著しい方がいます。更年期症状、いらいら、発作的熱感、気分のよくうつ、種々の自律神経失調症状に対してこの薬は大変よく用いられています。実際の臨床効果もあります。副作用は少ないですが、甘草による血圧上昇、浮腫、それから便通が促進される場合などがあります。便通促進作用については、通常の下剤で腹痛をきたす人には最も穏やかな下剤として用いることができます。

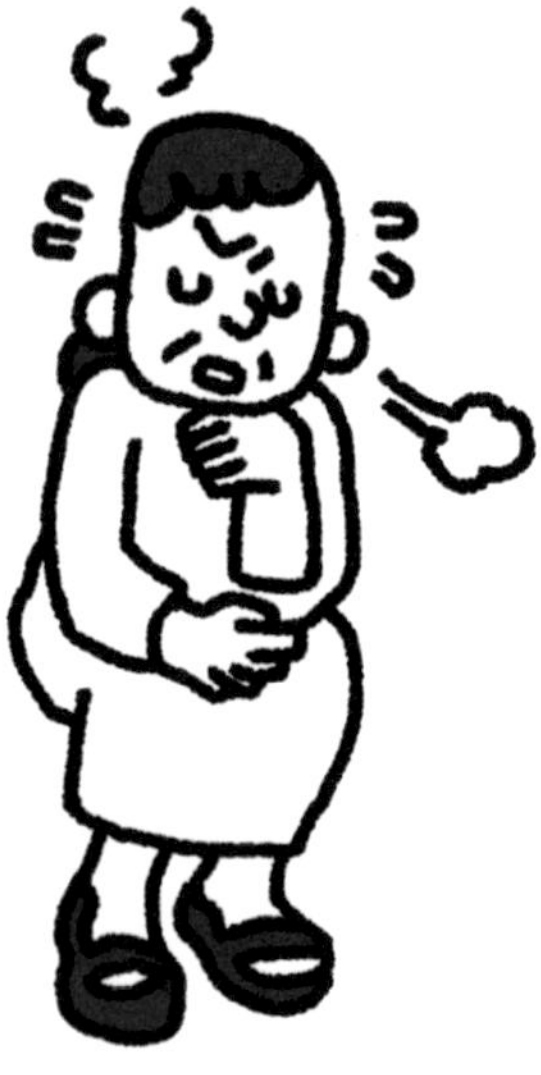

驚きやすい人には柴胡加竜骨牡蛎湯《さいこかりゅうこつぼれいとう》

ちょっとした物音にも反応する、夜中に家の前を車が通る音が気になって眠れない、水道のぽたぽた落ちる水滴の音だけで驚く、こういう過敏な方が適応です。怖い夢を見る人が多く、夢の内容は追いかけられるなど、決して楽しくありません。不眠を訴える方に、この薬は大変よく用います。

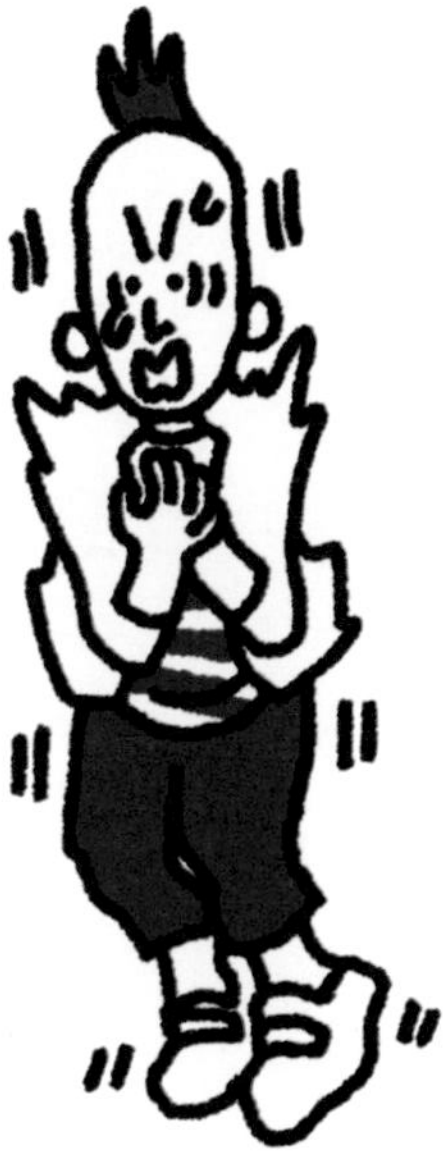

肥満タイプのうつ状態には大柴胡湯《だいさいことう》

うつ病というと、やせて気力がない、とのイメージが強いかもしれませんが、実際には肥満傾向で、一見どこが病気なのかと思える人が多いです。この薬は肥満傾向があって、嘔吐しやすく、便秘して、胸脇部に圧迫感を自覚する方に多く用います。

なお、当院の調査では柴胡加竜骨牡蛎湯と大柴胡湯などの黄芩を含む漢方薬には長期服用者の1％に肝機能障害を呈する人がいます。漢方薬に限らず、サプリメントでも数ヶ月以上に亘って服用する場合には定期的な肝機能検査が必要ですので、副作用を軽視することなく、医療機関と相談していくことをお勧めいたします。

まとめ

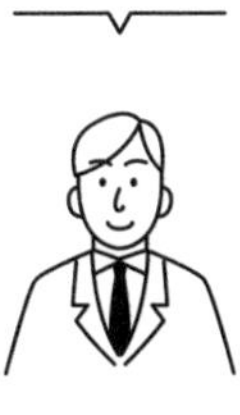

自覚症状から選ぶ事のできる漢方薬についてご紹介いたしました。一般の方は薬を選ぶことはできても、心の病気を診断することは難しいかと思います。薬の効果が今ひとつであったり、症状が強い場合には精神医学の専門家にご相談ください。

初出「建設の安全」11, 2013.

人参の話

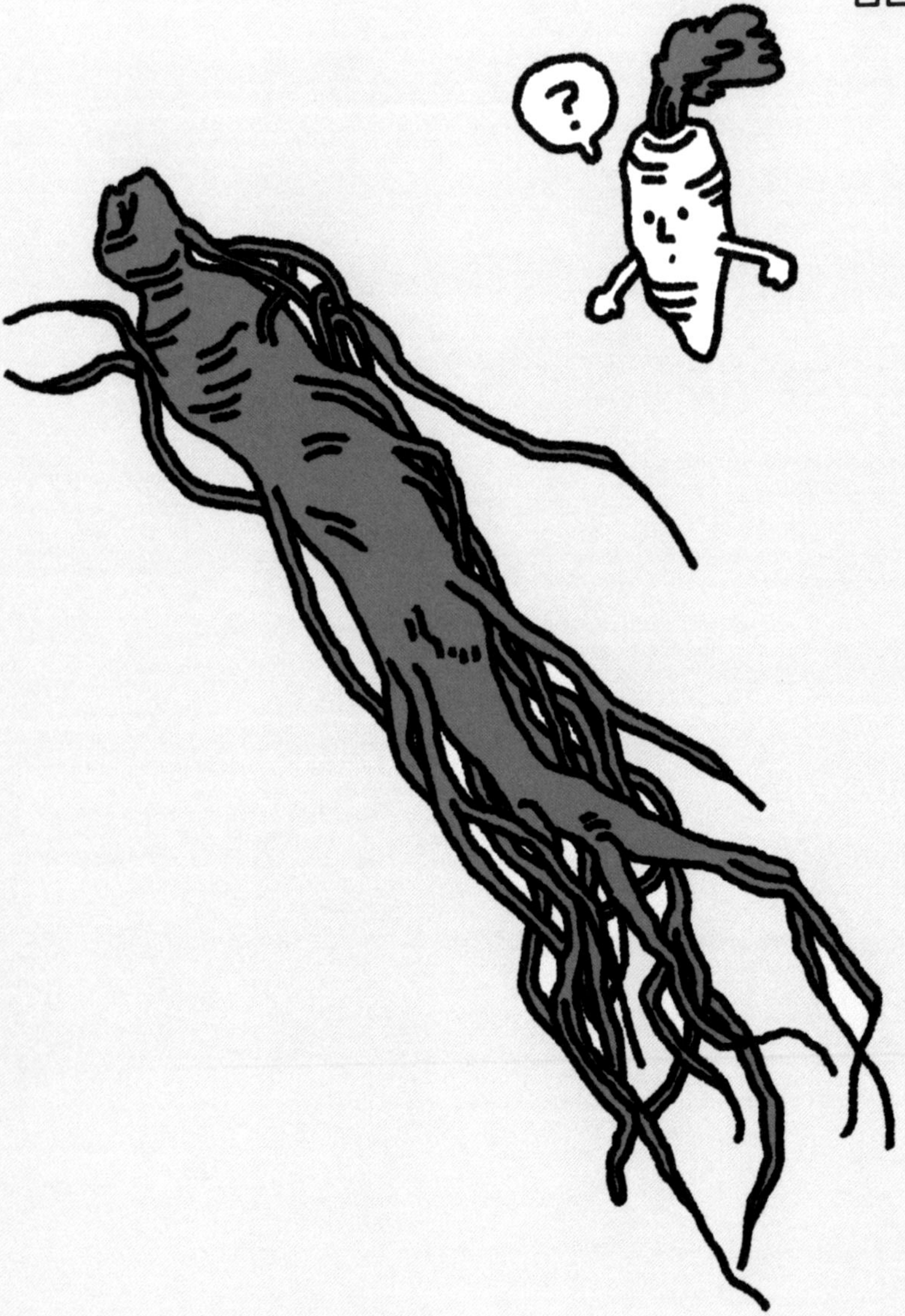

名称

人参はウコギ科オタネニンジンの根で、人の形をしているところが由来とされます。いわゆる朝鮮人参ですが、韓国では単に人参（インサム）、日本に輸入されると高麗人参《こうらいにんじん》と呼びます。学名はパナックス・ジンセン（中国読み）といい、パナックスは万能薬という意味です。ちなみに野菜のニンジン（キャロット）はセリ科ニンジン属で植物学的には全く別の物です。

人参は元々日本になかったのですが、漢方薬として不可欠の薬なのに高価であったため、江戸時代八代将軍徳川吉宗の時代に、幕府直轄で、日光の御薬園にて最初に栽培化され、その種子が各藩に分けられ、御種人参《おたねにんじん》と呼ばれるようになりました。栽培は成功し、一時は輸出をするほど盛んでしたが、現在では長野県の丸子、福島県の会津若松、島根県の大根島で行われているだけです。

人参の値段は相撲の番付のようなランクで分類されます。国内で薬として使用されるものはそう高いランクのものではないのですが、価格がそれでも高いため使用される量は少ないそうです。大部分が蒸した後、熱風乾燥した紅参《こうじん》に調製されて高級食材等として海外に輸出されています。日本国内で使用する人参の7、8割は中国産、韓国産と聞いております。

成分と作用

人参サポニンとしてジンセノシドRo、Ra～Rhなどが報告されています。タンパク質や脂質合成作用、疲労、ストレスに対する作用、降圧、血糖低下、認知症改善などの作用が報告されています。漢方薬として用いるのは以下のような場合です。

① 大いに元気をつける（大補元気）

補剤と呼ばれる漢方薬には大抵、人参が含まれます。長い病気のために体力が消耗した状態、あるいは癌の末期状態で、元気をつけるためには大抵用いられます。元気がでると食欲がでてきます。この作用はあまたある漢方薬の中では最も強力です。

②胃腸を強める（健脾）

胃腸虚弱や消化不良の方々の消化機能を高めます。胃腸が冷えるとよだれが多くなりますが、そういう方には人参湯《にんじんとう》という漢方薬が適応になります。高齢者には時々おられます。しかし、人参がかえって胃にもたれる人もときにいますので、注意しておく必要があります。

③体の水分を増す（生津《しょうしん》）

病気のため、食事が充分とれず、栄養不良で免疫状態低下を来している患者さんでは、皮膚のつやはなく、顔つきにも元気がありません。こうした状態が人参の最もよい適応です。薬がうまく合い、病態が改善されますと、のどの渇きを癒し、皮膚の光沢を改善させ、みずみずしくなるはずです。

④精神機能を活発化する

疲労感を改善させ、ストレスに対する抵抗力を高める。精神を安定し、動悸を鎮め、意識状態を改善させます。

イメージは高価な貴薬

子供の頃見たテレビの時代劇の一シーンです。長屋暮らしの貧しい一家の母親が病気の夫の薬を買うために、一人娘を質に入れるくだりです。

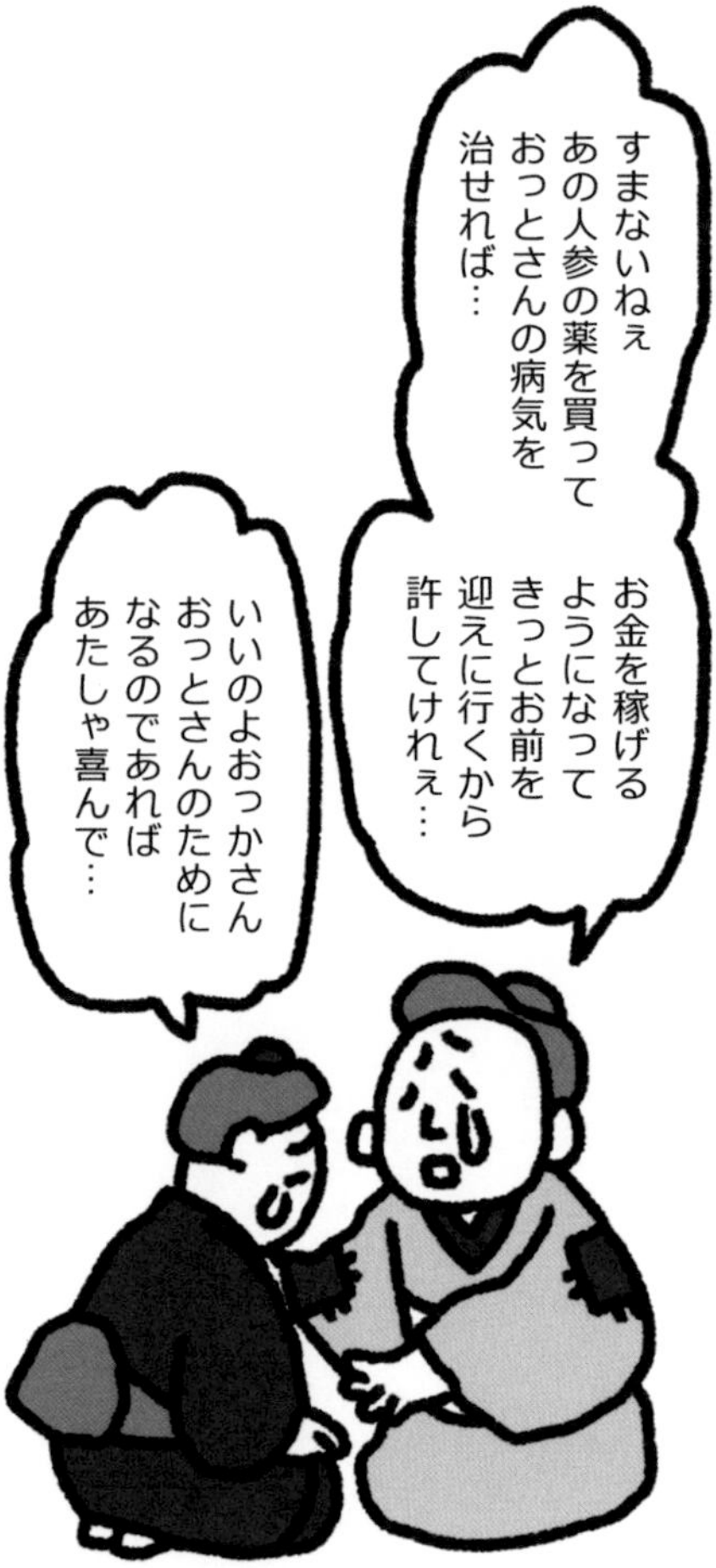
すまないねぇ あの人参の薬を買って おっとさんの病気を 治せれば…
お金を稼げる ようになって きっとお前を 迎えに行くから 許してけれぇ…
いいのよおっかさん おっとさんのために なるのであれば あたしゃ喜んで…

こんなシーンは現代ではもはや喜劇にもなりませんが、筆者が子供の頃はそれなりの説得力を覚えたものです。

人参は高い薬の代表だったわけです。人参の値段は実際高く、今でも他の生薬より一桁上です。漢方薬の値段も人参の有無で随分変わります。高価なことには理由があります。

6〜9年に1回しか収穫できない！

人参を育てるには、先ず畝上に敷きワラをし、上には遮光ネットを屋根にした小屋を作ります。土壌は通気性・透水性・保水性のよい状態を維持しなければなりません。病気にも弱く、大変手間ひまがかかります。収穫は4〜5年目の9月頃行います。その後は畑を2〜3年休ませます。土の中の栄養が無くなってしまうからです。つまり6〜9年で1回しか収穫できないのです。

韓国では韓国人参公社という、日本のJRのような元国営企業が高麗人参を販売しています。韓国の方が、日常のお茶としてふんだんに人参茶を飲まれているのを見ると、サッカーのサポーター達のあのパワーは焼き肉ではなくて、こちらから来るのではないかと思うのですが、いかがでしょう。

野生人参（野山参《やさんじん》）

最も効果を発揮する人参は野生人参とされていますが、掘り尽くされて、見つけるのは極めて困難な状態です。

ＮＨＫＴＶで韓国に野生人参を探す職業のあることを知りました。数人でグループになって山中に入って何日も探し続けるのです。名人達は見つけるとその場所に目印を残します。この場所にあったのだから、近くにあるかもしれない。後輩諸子よ頑張って探しなさいとのメッセージなのでしょう。それくらい貴重な資源になっています。

中国では野生人参を子供に用いません。効果が強すぎるので、子供の精神機能を活発にしすぎて、発狂させてしまうからだそうです。

野生人参は大変高価です。筆者は中国の薬店で幹の長さ約30センチメートルで一三〇〇万円、約50センチメートルで二四〇〇万円の天然物を販売しているのを目撃したことがあります。店内は店員だけでお客の姿はなく、がらんとしていましたが、親の病気の治療のために購入する客が年に3～4人いるそうです。中国のお金持ちのすることは我々の想像をはるかに越えています。

人参が良くない場合がある

人参は誰にでも体によいのではありません。高血圧、肥満、浮腫の人は逆に悪化させる可能性があるので注意すべきと言われています。

具体的に言えば、がっちりタイプの肥満の方、いわゆる重役腹で血圧高そうな方にはかえって良くないはずなのです。しかし、そういう方々に限って不思議に服用したがるお薬が人参なのです。きっと飲むとなんとなく元気がつくからなのでしょうね。

人参に限りませんが、高価だからといって、必ずしも体によいとは限りません。適応を医師・薬剤師とよく相談してからお使いください。

初出「建設の安全」12, 2013.

あとがき

漢方薬には使う上での理論があります。漢方関連書籍には、様々なお薬がどのような人に良いかを、西洋医学、あるいは漢方医学のいずれかの立場で解説されています。本書では専門用語を用いずに、勤労者目線の解説に努めてみましたが、いかがでしたでしょうか。

産業医療の現場において、長期休業者の最大の原因がメンタルヘルスにあることはよく知られています。

メンタルヘルスは現在漢方薬が最も活用されている領域の一つです。漢方専門外来の三分の一から半分はこの領域の患者さんでもあります。

調査によれば、医師の九割が漢方処方をしたことがあるとのことです。二〇一九年においても漢方専門医は約二千名で、医師全体では六%と少ないのが現状です。大部分の医師は漢方薬を使いこなしているとはいい難いと思われます。

医学教育に公式に漢方医学が導入されたのは二〇〇一年です。それ以前の医師は漢方医学を学習する機会がありませんでした。保険診療においては適応となる病名症状には西洋医学からみた制約がありますが、漢方医学の学習は必ずしも求められていません。漢方薬をもう一つの西洋薬として使おうとする医師が多いのはこうした事情によります。近年、中国から輸入している生薬の値段が高騰して、重症・難治例に用いる煎じ薬による診療が困難さを増しています。ユーザーである勤労者の皆さんには漢方薬に関する正しい理解と認識が求められています。

メンタルヘルス不調に悩む方々に本書が参考になれば望外の喜びです。

本シリーズの「養生と漢方」他も合わせてお読みください。

「労働安全衛生広報」（労働調査会）
「建設の安全 / 健康管理コーナー」（建設業労働災害防止協会）
著者寄稿記事を各発行組織より許諾を得て転載しています。

著者プロフィール
1955 年 8 月　東京生まれ
1981 年 3 月　千葉大学医学部卒業
1999 年 4 月　富山医科薬科大学和漢薬研究所 漢方診断学部門 特任教授
2001 年 4 月　鹿島労災病院メンタルヘルス・和漢診療センター長
2009 年 6 月　同 副院長
2014 年 4 月　東京女子医科大学附属東洋医学研究所 教授
2015 年 4 月　同 所長
2019 年 5 月　証クリニック総院長
東京女子医科大学附属東洋医学研究所 客員教授
日本医師会認定産業医（2001 年～）
現在に至る

働くひとのためのメンタルヘルスと漢方

2019 年 5 月 28 日　第 1 版発行

著　者　伊藤隆
発行者　檜山幸孝

発行所　株式会社 あかし出版
101-0052 東京都千代田区神田小川町 3-9
http://www.akashishuppan.com
総務部　939-8073 富山県富山市大町 2 区 1-7

ISBN 978-4-908740-05-3　　Printed in Japan